Marion POTTIER

LE MONSTRE DE MA CULOTTE

TEMOIGNAGE :

De l'accouchement à la vaginoplastie

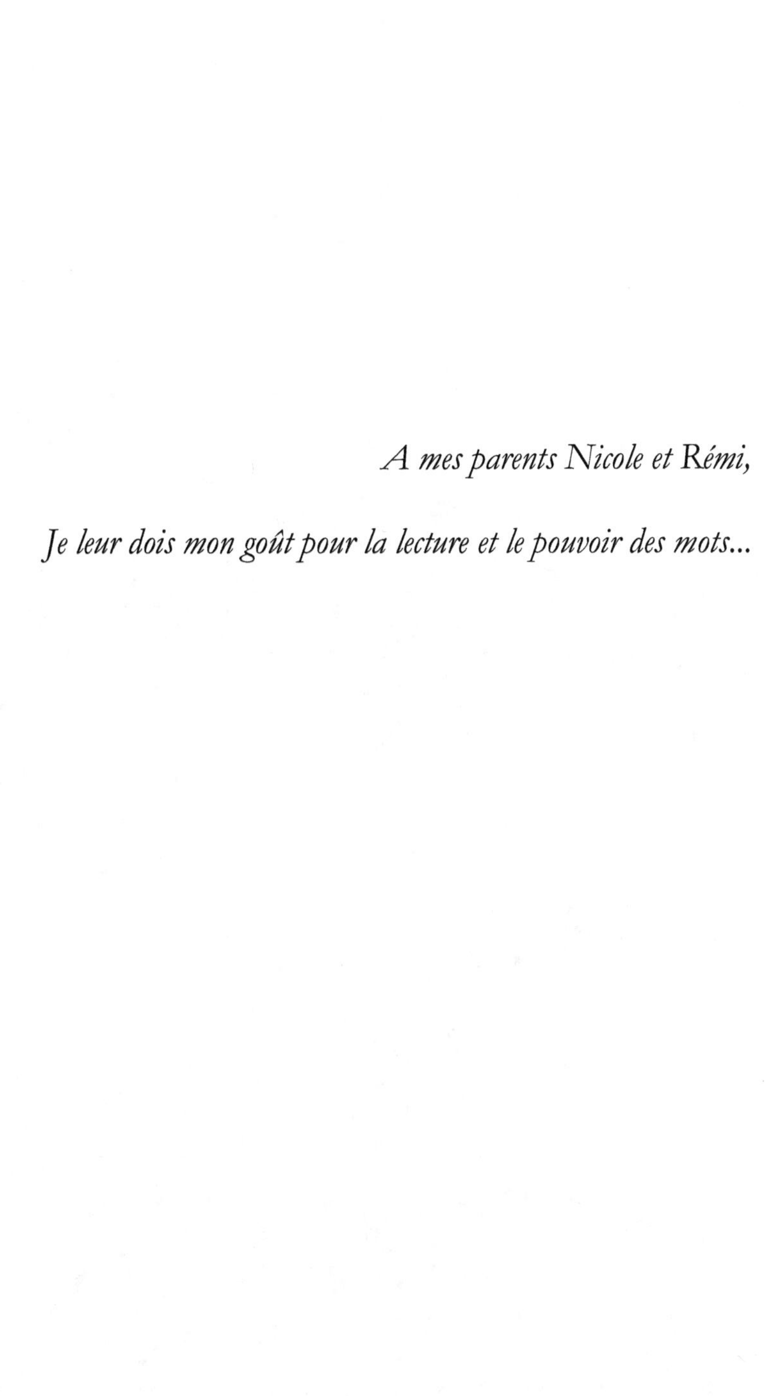

A mes parents Nicole et Rémi,

Je leur dois mon goût pour la lecture et le pouvoir des mots...

Prologue

Le 7 novembre 2012

— Avec le bassin qu'elle a, ça devrait passer pourtant !!

Voici comment tout a commencé…

Une petite phrase anodine pour celle qui l'a énoncé mais
ancré dans l'esprit de celle qui essaie d'enfanter…

Il est environ quatre heures quarante-cinq.
Cela fait quarante minutes que je pousse, ou du moins, que
j'essaie de pousser.
Je n'arrive pas à mettre mon bébé au monde.
Je suis épuisée…

Deux pour le prix d'une

A neuf heures six, le mardi 6 novembre 2012, je rentre avec Julien, mon mari dans ce service que l'on appelle le service de naissance.

J'y suis conviée pour être déclenchée après cinq jours de dépassement de terme.

Je ne comprends pas ce qui se passe.

Pourquoi mes contractions n'apparaissent pas ?

Il parait que dans la plupart des cas, le travail commence tout seul et que la machine se met en route.

Mais pas chez moi.

Qu'est ce qui cloche dans mon ventre ?

Qu'est ce qui cloche dans ma tête ?

Qu'est ce qui cloche dans mon ventre et dans ma tête ?

Mais aujourd'hui, je n'ai plus temps de me lancer dans une psychanalyse.

Nous sommes pris en charge par une sage-femme qui nous ouvre le chemin dans un couloir.

Elle s'arrête devant une porte bleue. Elle l'ouvre et nous pénétrons tous les trois à l'intérieur.

Une chambre de travail ! Sympa comme nom.

Une pièce impersonnelle sans fenêtre qui me plongera dans la perte totale de repère horaire.

Il y a un lit, un fauteuil, une table avec sa chaise et une salle de bain annexe.

Je m'installe sur le lit tant bien que mal.

Ce gros bidon est vraiment proéminent. Je me sens lourde.

Il y a beaucoup de sentiments qui me parcourent en ce moment même.

J'ai hâte de rencontrer notre bébé mais j'ai une impatience grandissante de me retrouver vide.

C'est magique et presque céleste de partager mon corps avec ce petit-être qui gesticule en moi. Cela pose évidemment des questions existentielles.

Mais je l'avoue, aujourd'hui, je n'en peux plus d'être si pleine. Oh oui, je suis pleine de vie !

Mais être habitée par cet étranger est aussi perturbant. Un inconnu grandit en moi. Il m'arrive de le vivre un peu comme une intrusion.

Et parfois, cet enquiquineur, comme son nom l'indique, m'embête à tout moment de la journée.

Il est temps qu'il sorte.

J'ai l'impression que cela fait si longtemps que je n'ai pas été seule.

Aujourd'hui, j'ai envie de me retrouver seule dans mon corps. J'arrive à saturation. A présent, je veux retrouver ma liberté.

Je suis allongée sur le dos et la sage-femme m'ausculte en insérant des doigts dans mon vagin mais rien ne présage que le travail va se lancer tout seul.

La médecine va devoir m'aider.

A neuf heures trente, je suis entourée de revues que Julien a été acheter au kiosque afin de m'occuper pendant cette longue attente en perspective.

Mais je n'arrive à me concentrer. Je ne suis pas sereine.

Quelques minutes plus tard, une autre sage-femme et une interne entrent dans la chambre.

Elles se présentent et la sage-femme me demande si j'accepte que l'interne m'ausculte aussi afin d'apprendre son futur métier.

Soit, deux consultations pour le prix d'une.

Je n'y vois pas d'objections.

Je me dénude de nouveau et la sage-femme introduit ses doigts gantés dans mon vagin.

Elle pose le diagnostic.

Mon col est long et fermé. Elle retire ses doigts.

Et c'est reparti, l'interne fait de même. Elle est beaucoup moins douce et elle me fait pincer des lèvres.

Lorsque l'interne a terminé, la sage-femme m'explique qu'elle va m'introduire un tampon à base de prostaglandines pour favoriser l'assouplissement et la dilatation du col.

Elle le met en place dans le fond de mon vagin. C'est un peu douloureux mais cela ne dure pas longtemps.

Je pense être tranquille mais l'interne engouffre sa main dans mon vagin et cherche le tampon.

Certes, elle apprend mais elle est brutale.

Ouf, elle a enfin senti où le tampon était placé.

Je regrette déjà de l'avoir autorisé à me toucher.

Une fois, c'est désagréable mais deux fois, c'est pénible.

Ce fichu tampon est maintenant en place au fond de mon vagin.

Je suis ensuite mise sous monitoring pendant deux heures pour analyser la présence ou non des contractions et pour surveiller si le bébé supporte correctement l'intrusion du tampon.

Je suis allongée sur ce lit et j'attends.

Quoi ?

Je ne sais pas mais j'attends qu'il se produise quelque chose.

Je n'ai jamais eu de contractions, je ne sais pas à quoi cela ressemble.

Je les attends presque avec impatience.

Je n'ai pas mal mais je n'arrive pas à m'intéresser à autre chose qu'aux lignes qui se dessinent sur l'écran du monitoring.

Le temps semble être plus long que d'ordinaire.

Vers onze heures trente, la sage-femme me conseille d'aller marcher un peu pour tenter d'accélérer le travail.

Avec Julien, nous sortons de l'hôpital pour prendre l'air.

C'est alors que les premières contractions apparaissent. Elles ne sont pas intenses, je dois seulement m'arrêter quand il y en a une qui pointe le bout de son nez. Julien me soutient par le bras car la douleur me fait légèrement courber le dos. Lorsque le tiraillement a disparu, je poursuis ma marche.

Nous nous baladons jusqu'à une boulangerie afin que Julien s'achète son déjeuner.

Puis nous retournons dans la chambre des supplices où mon plateau-repas m'attend déjà.

Je mange une salade de riz avec du thon, du poulet avec des haricots verts, des pâtes et un petit-suisse.

A quatorze heures, les premières vraies contractions douloureuses apparaissent. A ce moment, je commence à perdre mon léger sourire.

La sage-femme qui est repassée me voir me propose le ballon de grossesse afin de me déhancher pour faciliter la descente du bébé.

J'accepte.

Je peine à m'installer dessus alors elle m'agrippe sous un bras, Julien me prend l'autre et tous les deux m'installent sur cette boule. Cette femme me donne des conseils pour me servir de cet objet vacillant. Mais à peine est-elle sortie de la pièce que j'arrête la gymnastique.

Ce truc m'énerve.

Je ne vois pas comment cela peut appauvrirent les contractions. Je ne sais pas comment m'en servir, je n'arrive pas à me mouvoir.

Je sens que mon mari a envie de s'investir mais je m'obstine à rester silencieuse dans ma souffrance. Je ne l'écoute pas assez. Il me donne des conseils précieux que je n'arrive pas à mettre à exécution. Il me conseille de respirer mais je ne le fais pas. Cela m'est impossible.

Pour deux raisons.

Dans un premier temps, je ne crois pas vraiment à cette technique de respiration.

En quoi cette méthode va m'aider ?

Je ne vois pas l'intérêt. Le bébé doit juste descendre et sortir. Non ?

Ensuite, je ne peux pas pratiquer la respiration en profondeur. Elle m'est impossible à réaliser. Cette douleur m'attrape, elle s'accroche et elle empoigne mon ventre. Elle me saisit si fort qu'elle m'empêche de prendre mon inspiration.

Comme un gros coup de pied que l'on aurait pris dans le ventre et qui vous empêcherait de reprendre votre souffle.

La contraction est interminable et je suis dans l'incapacité à faire travailler mes poumons.

Ils sont comprimés. Comme si une main les serrait très fort et empêchait leurs déploiements.

Ces moments sont des supplices.

Cette fameuse contraction se dessine légèrement. Mon utérus se contracte. Mon ventre durcit. La contraction s'intensifie. Elle grimpe de plus en plus haut.

Mais jusqu'où est-elle capable de monter ?

En haut du sommet, elle est si forte que je ne respire plus. Cela dure quelques secondes. Et puis c'est la descente. Le muscle se relâche doucement et moi aussi.

Je respire de nouveau.

Ce sont ces actions répétées qui aident à la modification et à la progression de mon col et à la descente du bébé.

Mais je panique lorsque cette contraction arrive et s'empare de mon corps. Je n'arrive pas à la gérer, à l'amadouer. Je n'arrive pas à l'accompagner.

Elle est trop violente et saisissante. Je suis obsédée par l'idée qu'elle parte vite.

Je me demande pourquoi elle fait si mal.

Mais à cet instant, je n'ai pas le choix. Je dois vivre avec, que je le veuille ou non.

Pendant les moments de répit, que je trouve très courts, mon esprit vagabonde au travers de plaisants souvenirs.

Je voudrais être partout ailleurs.

Sauf ici.

Bête de foire

Dix-huit heures trente.

Rien ne bouge.

Mon corps est parcouru de douleurs.

Tout bouillonne à l'intérieur. C'est l'effervescence dans mon cœur, dans mes veines, dans mon ventre.

Dans mon utérus, c'est le branle-bas de combat.

Mais mon col, lui, reste impassible. Aucun mouvement de son côté, il reste comme imperturbable par tout ce qui se passe autour de lui.

Je ne comprends pas.

Je ne comprends pas ce corps qui ne réagit pas comme il devrait.

Naturellement, qu'il ne veuille pas, c'est une chose, je ne l'accepte pas mais je m'adapte. Mais que mon corps ne réagisse toujours pas à l'aide médicale, cela parait irréel.

J'en veux à mon corps. Mais il faut poursuivre. Je n'ai plus le choix. Ce bébé doit sortir.

Je subis. Je ne fais rien pour accélérer la progression de notre bébé. J'ai tellement mal que je n'ai aucune lucidité sur ce que je dois faire pour améliorer le travail.

A dix-neuf heures trente, la sage-femme me fait un nouveau monitoring.

J'avoue que les souvenirs me manquent pendant ces instants. Je souffre tellement.

Avant cela, je n'aurais jamais imaginé qu'une telle douleur soit possible. Je reste passive. Je modifie juste mes positions pour tenter de trouver un mouvement qui soulagerait cette douleur intenable. J'enchaîne les contractions en étant négative. J'ai envie de jurer. Je veux que tout cesse. Julien se sent impuissant. Il me parle, il me rassure mais rien n'y fait. Je souffre trop.

Alors à dix-neuf heures cinquante, la sage-femme revient dans la chambre. Elle tient dans sa main une seringue de morphine. Je suis sur le lit, en train de gesticuler.

Elle me demande de me tourner sur la gauche, elle baisse mon slip et elle m'enfonce l'aiguille dans la fesse droite :

— Grâce à cela, vous allez souffler un peu, vous n'aurez plus mal.

Cette certitude me donne envie de sourire.

Enfin un peu de répit. Alors je m'accroche à ces mots et j'attends désespérément que la substance médicamenteuse accomplisse son devoir.

Mais rien ne change. Je ne sens même pas une once d'adoucissement de la douleur.

Je me sens trahie.

La douleur est si intense. Les souvenirs s'embrument. Mon regard est hagard.

La morphine s'est trompée. Elle a anesthésié mon cerveau au lieu d'atténuer les douleurs des contractions.

Je suis droguée.

Mon mari est obligé de m'aider à accéder à la cuvette des WC tellement mon monde vacille. J'ai envie de vomir. J'ai aussi la sensation d'avoir la vessie pleine à craquer. Je sens mes yeux se révulser. Je ne maitrise ni mes douleurs, ni mon corps.

Je me sens terriblement seule malgré le soutien de mon mari. Seule, face à l'inconnu. C'est terrifiant.

Nous sommes abandonnés dans cette pièce et nous ne verrons personne pendant de longues heures.

A vingt-deux heures quarante-cinq, c'est le moment où je craque. Je n'en peux plus de cette douleur insupportable. J'ai l'impression de mourir.

Comment le raconter autrement ?

Cette douleur va me tuer. Elle est trop puissante et mon cœur ne va pas tenir. Il va lâcher.

Je ne sais pas si je suis la seule femme à avoir ressenti cela lors du travail mais une telle souffrance fait perdre la tête. On a l'impression que la douleur est à son apogée. Elle ne peut pas s'accentuer davantage. C'est impossible. Je ne vais pas pouvoir la supporter.

Oui, ce jour-là, j'ai cru mourir.

Alors, à cette seconde, mon mari qui me voit dans cet état, prend la décision d'appeler quelqu'un. Il faut faire quelque chose.

Il quitte la chambre et il revient accompagné d'une nouvelle sage-femme.

C'est l'équipe de nuit.

Cette femme est nonchalante. Elle semble blasée.

Mon mari parle pour moi.

Elle va m'ausculter. Mais elle veut m'emmener dans une salle de consultation.

Pourquoi ?

Elle ne peut pas me tripoter sur ce lit ?

L'autre pièce est quasiment en face de ma chambre de travail. Simplement un couloir à traverser. Mais c'est le parcours du combattant pour moi. Je traverse péniblement ce couloir froid et sombre accrochée au bras de mon mari.

Nous entrons et je m'approche d'une chaise. Je prends appuie sur le dossier de celle-ci.

Cette femme ne dit rien, elle me regarde. Et elle ne fait rien non plus.

Je dois ôter mon slip.

Debout !

Je réussi à enlever une jambe et soudain une contraction arrive. J'ai si mal.

La sage-femme me regarde toujours sans un mot.

C'est cela être sage-femme ?

J'ai dû fantasmer leur mission. Elle aurait pu au moins m'aider à m'installer sur la table et retirer ma culotte.

Mais non !

Elle attend.

Elle attend que ça passe !

Il y a une atmosphère étrange dans cette pièce. Et puis, il y a cet effluve qui émane insidieusement. Cette odeur entre dans mes narines et ne ressortira pas de sitôt tellement elle est pugnace.

Cette femme sent la sueur si fort que cela m'écœure. Je me mets même à respirer par la bouche mais je la sens toujours.

Malgré son odeur nauséabonde, je ne sens rien lorsqu'elle ausculte mon col. Elle est douce et c'est elle qui m'annonce la bonne nouvelle.

Mon col est ouvert à trois.

La péridurale va pouvoir être posée.

Mon dieu ! Je n'y croyais pas. Cette nouvelle est un réconfort. La femme qui sent mauvais m'indique que je vais pouvoir aller en salle de naissance numéro deux.

Mais avant de m'y rendre, je dois me dévêtir. Ce n'est pas une tâche facile pour moi, mais heureusement Julien m'aide à retirer mon haut.

Cette femme me tend une blouse bleue. La fameuse blouse qui se ferme dans le haut du dos et qui laisse apparaitre le postérieur.

La grande classe !

Nous sortons de la pièce avec mon mari. La sage-femme ne nous accompagne pas.

J'appréhende la traversée de ce long couloir.

Comment vais-je accueillir ces contractions debout en marchant ?

Par chance, dès le passage de la porte, une énième contraction s'est éclipsée.

Je regarde Julien. C'est le moment, il faut y aller. Je ressens comme de l'euphorie à l'idée que le mal me laisse un temps de répit.

C'est presque insensé de passer d'une douleur si intense, si brûlante, si handicapante à une absence de douleur totale en quelques secondes.

Nous longeons le couloir, mais cette blouse ne me plaît pas du tout. Elle est grande ouverte et je sens l'air frais longer mes cuisses, mes fesses et le bas de mon dos.

Le couloir fait un virage sur la droite et nous devons passer devant une vitrine médicale.

C'est un grand bureau situé en face des salles de naissances et qui est doté d'une grande vitre pour avoir une vue d'ensemble.

Et ils sont là.

Peut-être trois ou quatre femmes dans ce bureau, dont un homme.

Les fameuses blouses blanches.

Et ils nous regardent passer.

Pas une formule de politesse, pas un sourire ou un accompagnement. Rien. Ils vous regardent et c'est tout.

Et le bonus, c'est qu'ils vont voir mon cul et je n'ai vraiment pas envie de leur faire ce plaisir.

On se croirait au zoo sauf qu'aujourd'hui c'est moi l'animal.

Une vraie bête de foire !

Alors pour garder un minimum d'humanité, j'arrive à mettre ma main en dessous de mes fesses et à rassembler les deux côtés de la blouse.

Ils ne verront pas mon derrière !

Soudain, je sens une autre contraction arriver et mon mari qui me précède marche trop loin. Il se dirige vers la salle la plus loin. Je veux émettre une objection mais la contraction m'empêche de sortir un son.

Il me voit bifurquer sur la gauche vers une autre salle alors il s'adresse à l'équipe médicale présente derrière la vitre :

— Dans quelle salle va-t-on ?

Mais je trouve leur temps de réponse trop long. Je ne peux pas m'arrêter. Je veux juste trouver un support pour m'y appuyer. Je désire un lit afin de me vautrer dedans. Alors je n'attends plus, je m'engouffre dans cette pièce. Je traverse la salle le plus vite que je le peux. Je me rue vers le lit et je prends appuie dessus pour subir le mal. Lorsque la tempête s'éloigne, je m'installe sur le lit.

Tout s'enchaîne assez vite. Le personnel fait sortir Julien car l'anesthésiste est sur le point d'arriver. Lorsque Julien s'en va,

j'ai un vrai coup de blues. J'ai besoin de sa présence mais cela
est impossible lors de la pose de la péridurale.
L'anesthésiste arrive rapidement à mes côtés. Il est
accompagné d'un infirmier-anesthésiste.
Il est vingt-trois heures.
L'infirmier-anesthésiste me demande de m'asseoir au bord du
lit et il se place en face de moi.
L'anesthésiste s'installe dans mon dos. Il prépare le matériel
dont il a besoin. Je sens un effleurement très froid.
Au moment où il s'apprête à piquer, il me prévient.
Malheureusement, une autre contraction fait son entrée :
        — Attendez, elle arrive.
Nous attendons tous les trois qu'elle passe. L'infirmier me
parle mais je ne me souviens plus de ces paroles.
Lorsque l'on peut reprendre la procédure, j'entends l'aimable
anesthésiste marmonner :
        — Je ne peux pas piquer, elle n'est pas assez courbée.
Hé oh, je suis là ! Tu peux t'adresser directement à moi.
Quel mufle !
Qu'est-ce qu'ils ont tous ? Ils n'aiment pas leur boulot ou
quoi ?
Heureusement l'infirmier est plus aimable :
        — Madame, avez-vous un chat ?
        — ????? Non ?????
        — Vous savez, parfois le chat fait le dos rond. J'aimerais
            que vous fassiez comme le chat. Le dos bien rond.
Très bien ! Je visualise. Je m'arrondis alors et je courbe ma tête
qui se retrouve contre son torse.
        — Encore plus rond !
J'ai l'impression qu'il plaisante à cet instant. Je n'arrive pas à
faire plus rond. Mon ventre est si opulent. La position est
tellement inconfortable mais j'essaie de m'arrondir un peu
plus.
Il a l'air satisfait et soudain il a déjà fini.

C'est passé si vite et je n'ai rien senti. La douleur est si présente dans mon ventre que l'immense aiguille a glissé dans mon dos telle une caresse.

L'infirmier me dépose dans les mains un petit boitier avec un bouton. Il me donne l'ordre d'appuyer sur ce point rouge afin de m'injecter une première dose d'anesthésiant. Dès que j'en sentirai le besoin, je pourrai renouveler l'opération.

J'ai réellement la sensation que la douleur s'apaise rapidement, et j'ai comme l'impression de revenir à la vie.

Mon sourire se redessine.

C'est si fort.

Quelques secondes plus tôt, je connaissais les douleurs les plus intenses de toute ma vie et l'instant d'après, je suis libérée de toute souffrance.

Je prends conscience de manière amplifiée qu'avoir un corps exempt de douleurs procure un bonheur pur.

Je profite de cet état et je me dis que le plus difficile est enfin derrière moi.

Dans le même temps, une personne me fait une injection d'ocytocine pour accélérer le travail.

Les choses vont soudain beaucoup plus vite.

A minuit, mon col est ouvert à sept. A minuit cinquante, il est ouvert à neuf.

Le temps qui suit n'est qu'une attente détente. Je n'arrive pas à dormir mais cela m'est égal.

A deux heures, une sage-femme entre dans la salle avec un attirail médical dans les mains.

De but en blanc, elle m'indique qu'elle va me poser une sonde urinaire.

Pourquoi une sonde ?

Je ne suis pas incontinente.

Elle m'explique qu'avec la péridurale, je ne peux pas sentir ma vessie se remplir et cette sonde va m'éviter de m'uriner dessus.

Elle m'introduit ce petit tuyau dans l'urètre jusqu'à ma vessie. Elle installe ensuite un bassin médical sous mes fesses. Elle perce ma poche des eaux qui ne s'est toujours pas rompue.

Je suis impressionnée par la quantité de liquide qui s'échappe du sac amniotique. C'est comme si je me faisais pipi dessus.

Dès que la poche est percée, mon col est revérifié pour la énième fois et son ouverture est maximale. Le précieux dix centimètres attendu depuis des heures est enfin là.

Il faut maintenant patienter deux heures afin de permettre au bébé d'amorcer sa descente dans le bassin.

L'équipe me conseille de dormir.

Toutes les petites mains médicales sortent de la chambre et tout devient calme. Une sérénité s'empare de la pièce et me berce doucement. Au fin fond de mon cœur, je suis si heureuse de ne plus souffrir. Je suis confiante et impatiente.

Et grâce à la péridurale, le plus dur est derrière moi. Je n'ai plus qu'à pousser. Cela ne doit pas être si compliqué.

Je me détends et je n'y pense plus.

Julien s'installe sur un fauteuil à ma gauche afin de me laisser souffler.

Je m'installe sur le côté et je replonge dans l'accalmie sans trouver le sommeil.

Soudain, je sens quelque chose sortir de mon corps.

Oh non, ce n'est pas vrai, pas cela.

Je regarde Julien qui a les yeux rivés sur son portable et je susurre son prénom.

Il lève les yeux vers moi et je lui chuchote :

— Je crois que j'ai fait caca.

La honte !

Comment cet excrément a pu sortir tout seul, sans que je ne contrôle rien.

Mon mari lève les épaules :

— Ce n'est pas grave.

Mais moi je ne veux pas rester comme cela avec mes selles en exposition :

— Tu peux venir l'enlever s'il te plait.

Je suis mal à l'aise à l'idée que mon mari voit mes selles mais j'ai davantage honte que ce soit le personnel soignant.

Julien s'avance vers moi et il regarde la bête.

Il me dit qu'il n'y a quasiment rien. Il repère l'essuie-tout présent au fond de la pièce.
Il revient vers moi et enlève mes selles avec le papier.
Merci Julien.
Je me sens mieux et un peu plus féminine.
Il me sourit et il retourne s'asseoir près de moi dans son fauteuil.

Battre le fer quand il est chaud

A quatre heures, le personnel hospitalier entre dans la salle de naissance.

Ils sont nombreux, je trouve.

C'est le départ.

Je ressens une appréhension, mêlée à de l'excitation. Nous allons enfin rencontrer ce petit être que nous attendons depuis si longtemps.

On installe mes pieds dans les étriers. Je ne suis pas très à l'aise mais je n'ai pas d'autres options. Je suis paralysée des jambes, sûrement à cause de la péridurale.

Tout le monde s'installe. La sage-femme se place entre mes cuisses.

Tous les yeux sont braqués sur le monitoring.

Mes pieds sont dans les starting-block.

Elle donne le top départ.

Le marathon commence.

C'est le début des poussées.

La sage-femme me donne le feu vert pour commencer à pousser. Et c'est elle qui me dit quand arrêter la poussée.

Je me sens comme une petite fille face à sa maîtresse. Elle décide pour moi et elle me donne des directives. Je lis dans son regard qu'elle n'est pas satisfaite de moi.

Je pousse, je me repose un peu. Je pousse, je me repose un peu. Je pousse, je me repose un peu.

C'est interminable.

A cet instant, je déteste cette femme qui me dit qu'il faut donner tout ce que j'ai et qu'elle ne peut pas le faire à ma place. Mais qui est-elle pour me dire cela ?

Je le sais que c'est moi qui suis sensée amener ce nourrisson dans ses bras.

Mais je n'y arrive pas. J'ai envie de jurer mais je suis trop courtoise.

J'attends de l'aide mais cette femme ne m'accompagne pas. Elle ne m'encourage même pas. C'est de cela dont j'ai besoin à cet instant.

Mais son air culpabilisant ne me donne pas la hargne, il me désarme.

Julien est à ma gauche et il me tient la main. Il me soutient et il m'encourage.

Pour m'aider physiquement, j'aimerais qu'il mette sa main derrière ma tête pour la maintenir quand je pousse mais je ne lui dis pas.

Je n'ai plus la force de parler.

L'effort intense de ces poussées m'amoindrit.

Je voudrais qu'il lise dans mes pensées mais c'est impossible.

Comment pourrait-il deviner ce dont j'ai besoin ?

Pendant une pause, je le regarde et je l'envie.

Je crois que dans ma courte vie, je n'ai jamais envié la place de quelqu'un si fort.

La place de mon mari.

Oui je veux être un homme.

Si seulement nous pouvions échanger nos corps rien qu'un instant et qu'avec sa force masculine, il donne un bon coup et expulse cet enfant.

Il y arriverait lui. Il est si puissant, si courageux et si vif.

Et moi, allongée dans ce lit, je suis son contraire. Une pauvre fille si faible, si lâche et si éreintée.

Mais une phrase pénètre dans mes oreilles et elle me fait l'effet d'une gifle.

Il est environ quatre heures trente-cinq :

> — On refait une dernière poussée. Allez, Il faut y aller sinon nous allons devoir appeler la gynécologue.

Cette phrase me percute. Cela fait une bonne demi-heure que je pousse. C'est trop long pour moi et le bébé.

Intérieurement, je ressens un puissant coup d'adrénaline.

Je dois pousser une dernière fois de toutes mes forces sinon les choses vont s'empirer. J'ai peur que toute cette souffrance ne serve à rien et que je finisse au bloc opératoire pour une césarienne.

Alors dans un dernier effort, je pousse du plus fort que je peux. J'y mets mes toutes dernières ardeurs.

Mais rien ne se passe.

Quand je pousse, la tête du bébé descend légèrement mais remonte dès que la poussée est finie.

La sage-femme me regarde pour finalement se retourner et elle demande qu'on appelle la gynécologue très rapidement.

Je ressens alors comme une forme de soulagement. J'imagine que l'on va m'emmener au bloc pour une césarienne. Je vais pouvoir me laisser aller et apprécier la naissance de notre enfant.

Mais dans la seconde qui suit, une part de fierté prend le dessus sur ma lâcheté.

Je dois sortir ce bébé par voie basse.

Nous sommes rentrés à deux avec Julien et je tiens à ce que nous soyons trois à franchir cette porte en quittant cette salle.

Habiller pour l'hiver

A son entrée dans la salle de naissance, je sens l'atmosphère s'altérer. Un air néfaste flotte au-dessus de chaque personne présente dans la pièce. Cela ne dure pas longtemps, quelques secondes.

Et elle prononce cette phrase assassine alors qu'elle est encore si loin de moi :

— Avec le bassin qu'elle a, ça devrait passer pourtant !

Cette phrase m'électrise.

Je ne la connais pas depuis longtemps mais elle aussi, je la déteste.

Comment cette gynécologue peut-elle avoir déjà une idée toute faite de la situation ?

Et comment une professionnelle de la santé peut-elle avoir de tels préjugés et se fier à la taille de mon bassin ?

Le voit-elle s'y bien d'ailleurs mon bassin ?

Mais surtout, j'ai honte.

Suis-je si nulle ?

A la télévision, cela a l'air simple de mettre un bébé au monde.

Les femmes poussent et soudain, la récompense hurle.

Mais je n'ai pas le temps de me laisser submerger par l'humiliation. Elle est déjà en face de moi, ou plutôt en face de mon vagin.

Pas le temps pour les présentations. S'occuper de l'intérieur de mon vagin, c'est sa priorité. Il n'est pas question de se soucier de ce que je ressens pendant ce moment un peu tendu.

Et lorsqu'on y songe, c'est plutôt insolite de voir tous ces étrangers débarquer devant vous et en moins de temps qu'il ne faut pour le dire, ils ont déjà la tête enfouie entre vos cuisses.

La gynécologue examine la situation et elle m'annonce que moi et le bébé allons avoir besoin d'aide.

On va devoir utiliser les forceps. Elle prend le temps de me les montrer et de m'expliquer comment elle va les introduire.

Cette femme m'est alors plus agréable. Son visage se radoucit et elle me regarde avec un peu de commisération.

Il est l'heure de passer de l'instruction à la pratique.

Elle introduit ces deux grandes pinces à l'intérieur de l'antre sacrée, de chaque côté de la tête du bébé.

C'est une sensation spéciale, c'est froid et je frissonne légèrement.

A l'approche de la contraction, je me prépare à pousser.

Je suis dénuée de sentiments pendant toute cette phase. Je n'ai qu'une seule mission, mettre mon bébé au monde.

Cette fois, elle me donne le top départ pour le sprint.

Alors je pousse, je pousse, je m'épuise.

La gynécologue tire fort, je le vois, je le sens. Elle y met toute sa force. C'est si curieux, anormal presque.

Elle va casser mon bébé !

Mais j'entends des encouragements. Alors je continue à pousser, cela doit être normal. Et puis tout à coup, j'entends et je ressens de l'agitation. Je sens le bébé progresser vers la sortie.

Cette femme tire toujours aussi fort, vraiment très fort.

Et soudain, ça glisse violemment.

Une énorme masse chaude et gluante dégouline entre mes jambes. Tout est arraché de mon corps.

Pourquoi retire-t-elle aussi mes organes ?

C'est si perturbant. J'en ai encore la sensation au moment où j'écris ces lignes.

Je resserre même tous mes sphincters dès que je revis mentalement la scène. J'ai les joues qui rougissent dès que les souvenirs remontent.

C'est inscrit dans mon corps et dans ma chair pour le restant de ma vie.

J'étais si pleine pendant neuf mois. Ce fœtus a grandi en moi progressivement. Il s'est approprié les lieux. Il a poussé les meubles lorsque la maison est devenue trop petite.

Mes organes sont remontés vers les côtes. Ils se sont ainsi comprimés pour faire de plus en plus de place à cet être vivant.
Et ce jour-là, à la délivrance, quelque chose s'est produit en moi. Je me suis vidée de mon bébé, de son garde-manger, d'un peu de mon sang, et surtout, d'une partie de ma naïveté.
Je me sens minable mais après tout, mon bébé est là.
C'est tout ce qui compte.
Sur l'instant, nous vivons les choses comme elles se présentent. Nous n'avons pas le choix. Nous subissons.
Et nous avons encore moins le temps de réfléchir à ce qui vient de se produire.
Mais les évènements marquants refont surface tôt ou tard sans prévenir.
Je suis restée marquée par l'instant où mon bébé a été éjecté de mon ventre.
Je ne saurais pas l'expliquer mais cette naissance a été d'une extrême violence pour moi.

La cerise sur le gâteau

Quatre heures cinquante-cinq.

Il est là.

Ce bébé est dans les bras de la gynécologue.

Tout va très vite.

Je regarde mon mari. Il est très ému, avec un soupçon de larme au coin des yeux. Cela m'attendrie mais je n'éprouve pas la même émotion.

J'ai tellement donné que j'ai l'impression de ne plus pouvoir rien éprouver.

Mais Julien semble si heureux :

— Je suis fier de toi mon amour. Tu as bien travaillé.

Cette phrase résonnera longtemps en moi car avec le recul, je n'ai pas compris cette phrase.

Je ne suis pas d'accord. Je n'ai pas bien travaillé.

Mais sur l'instant, je savoure ces mots tels des bonbons après un dur labeur.

Autour de nous, c'est l'effervescence.

Il y a du bruit et des rires. Les femmes présentes dans la pièce font des pronostics sur le poids de notre bébé. Elles énumèrent des estimations qui s'étalent de quatre kilos à quatre kilos trois.

Notre bébé est déposé sur mon ventre.

Je vais alors vivre la plus belle sensation de toute ma vie. Un souvenir ancré dans mon entité toute entière jusqu'à ma mort. Cette boule de vie est si chaude. C'est si agréable. Un sentiment de pleine satisfaction s'empare de moi. Cette chaleur humaine me réconforte et soulage mon ventre. Celui-ci a tellement souffert ces dernières heures que la douceur de cette peau de bébé est une offrande.

Ce poupon est si beau. Et étonnamment, je le trouve lourd aussi. Alors que ce même bébé était dans mon ventre, il n'y a même pas deux minutes.

Je ne réalise pas ce qui m'arrive. Je n'en reviens pas. Ce gros bébé vivait à l'intérieur de moi ! C'est complexe pour mon cerveau de prendre conscience de la naissance de notre bébé. Cela parait fou de réaliser que ce si beau trésor sort de moi.

Et à présent, il est avec nous.

Cela reste longtemps abstrait. Toutes ces émotions et ces sentiments ne sont pas palpables et encore moins explicables. Ils sont le lot de toutes les femmes qui donnent la vie.

C'est magique !

Mais d'ailleurs, trêve de rêverie, est-ce une fille ou un garçon ? Je pose la question à l'équipe médicale qui me répond gentiment de regarder par moi-même.

J'attrape alors une petite jambe dodue avec mon pouce et mon index et je la soulève.

C'est une fille !

Une si belle petite fille.

Elle a la peau mate et douce. Sa tête est couverte de cheveux noirs. Son nez à la retroussette lui donne un charme fou.

Elle ressemble à son papa.

Pendant mes cours préparatoires, plusieurs femmes enceintes déjà mamans m'avaient fait part de leur surprise à l'arrivée du bébé.

Elles avaient trouvé leur bébé laid et une déception avait germé dans leur esprit quant à l'enfant imaginé.

Pour ma part, je n'avais jamais imaginé mon enfant physiquement.

Je n'ai d'ailleurs jamais posé la question à mon mari si lui avait été déçu. Je ne le pense pas.

Je la trouve magnifique cette petite fille. Elle est paisible sur ma poitrine. Elle ne cherche pas à téter et je ne l'encourage pas non plus.

Une femme nous demande comment cette petite fille va s'appeler.

Je regarde mon mari et nous nous sourions. Je me retourne vers la femme :

— C'est Line.

— Céline, d'accord.

J'hésite pendant quelques secondes, je crois qu'elle n'a pas compris. Alors je reformule :

— Non c'est Line ! Pas Céline mais Line. L. I. N. E

— Ah oui, pardon. Très bien.

Je repose ma tête en arrière sur l'oreiller.

Je souris.

Pendant un bref instant, je suis apaisée.

Elle est là notre fille.

Enfin !

Mais cet instant d'apaisement ne dure guère longtemps.

Je suis prise de vomissements. Je me sens mal. Je n'arrive pas à jouir de ma fille.

Line est alors confiée à son papa. Il profite du peau-à-peau et il lui donne son biberon d'accueil.

Je les observe. Line boit facilement, comme si elle avait fait cela in-utéro.

Pendant que mon mari fait connaissance avec sa fille, mes soins commencent.

Mon placenta est expulsé et la gynécologue m'installe pour commencer la couture.

Je suis en position quasi assise avec le dos quasiment droit et mes cuisses sont contre mon torse. Cette position, avec les jambes aussi écartées, est très désagréable.

Et lorsque mes yeux se dirigent vers la gynécologue, je vois quelque chose qui m'horrifie. Mon anatomie reflète dans les verres de ses lunettes.

Cette chose qu'elle répare ne peut pas être à moi.

Je ne reconnais pas mon sexe. Il y a de la chair et du sang partout.

J'ai un haut le cœur.

Alors je tourne la tête légèrement vers la gauche, en direction de mon mari qui est assis dans le fauteuil avec notre fille.

Son fauteuil est devant de grandes fenêtres. Dehors, il fait nuit et tout ce qui se passe dans la salle de naissance se reproduit sur les vitres de la pièce.

Le clou du spectacle, c'est que lorsque je regarde vers ma fille et mon mari, je vois la couture de mon vagin dans le reflet de la fenêtre.

Je retourne la tête vers la gynécologue. Je l'informe que je vois tout et que je ne me sens pas bien.

L'interne, présente au côté de la gynécologue depuis le départ, me dépose un drap sur mes cuisses, ce qui obstrue ma vue de la gynécologue.

C'est simplement un drap. Mais grâce à lui, j'ai un semblant d'intimité retrouvé.

Depuis le début, cette jeune interne ne perd pas une miette des gestes réparateurs de la gynécologue.

Parfois, elle lève les yeux vers moi et je sens de la compassion. Mais je ne comprends pas ce que son regard essaie de me dire. La présence de cette jeune femme me gêne.

Je crois qu'à cet instant, je veux juste que l'on me laisse tranquille.

Il y a tellement de monde à défiler.

Ont-ils besoin d'être aussi nombreux ?

Depuis hier matin, j'ai vu combien de personnes différentes ? Combien de personnes ont égaré leurs mains dans mon vagin ?

Et le clou du spectacle, c'est mon besoin grandissant de vomir. On me tend alors un haricot.

Un récipient en carton à usage unique. Je ne comprends pas sa forme et je ne sais pas comment le mettre pour être sûr que tout aille dedans. Mais personne ne me dit rien.

Et cette interne, elle, elle me regarde quand je vomis. Elle a une façon très étrange de m'observer et je ne sais pas ce qu'elle pense mais j'ai l'impression d'être une chose étrange. Tout le monde vous regarde dégueuler mais personne n'a la décence de tourner les yeux ou d'avoir un mot sympa.

Je vomis de l'eau que j'ai avalée en cachette avant l'expulsion. Je n'avais pas le droit de boire mais pendant les deux heures de descente du bébé, j'ai réclamé de l'eau à mon mari. J'avais tellement soif. Je n'avais pas bu depuis le déjeuner de la veille.

Une femme me fait d'ailleurs la réflexion. Elle me demande si j'ai bu.

Je lui réponds par l'affirmatif.

Et là, elle me fait les gros yeux.

Véridique ! Les gros yeux !

Puis, elle lève les yeux au ciel.

J'hallucine ! Cette femme me gronde !

Elle aurait préféré que je vomisse de la bile ?

Non, suis-je bête, elle aurait apprécié que je ne vomisse pas du tout.

Je suis désolée, mais quitte à vomir, je préfère l'eau à la bile.

Et au moins, pendant quelques minutes, la nausée disparait.

J'en ai marre aussi de cette activité couture qui s'éternise.

Soudain, je sens l'aiguille traverser ma chair et je vois la gynécologue tirer son bras vers elle. Je sens le fil traverser les muqueuses :

— Je sens tout, j'ai mal.

— Ré-appuyer sur la péri, elle ne fait plus effet.

Je m'exécute aussi vite que je peux. Je cherche cette télécommande pour m'injecter la potion magique. Je la trouve et j'appuie sur le bouton.

Peu à peu, je ne sens plus l'aiguille.

Je suis si fatiguée et les nausées sont prenantes et tenaces.

Le rafistolage de mon sexe dure plus d'une heure.

Alors que je crois que tout est fini, cette femme s'approche de moi et pose ses deux mains sur mon ventre.

Elle appuie très fort.

D'énormes gaz vaginaux résonnent dans la pièce.

Ce n'est pas de ma faute mais c'est tellement gênant. Et elle appuie encore et encore. Elle me fait mal.

Je sens comme des morceaux visqueux et chauds sortir de mon vagin. Une sensation désagréable où j'ai l'impression que je régurgite par la vulve et non par la bouche.

Je l'interroge du regard :

— Cela sert à évacuer le sang et les caillots afin d'éviter les hémorragies, plus présentes et importantes chez les femmes déclenchées.

Je pense à mon mari. Il doit rire non ?

Alors je le regarde. Mais il est absorbé par sa fille et il n'a d'yeux que pour elle. Tant mieux car mon mari a eu son lot pour aujourd'hui. En matière de glamour et de féminité, il a été servi.

Et enfin le calme revient.

Deux heures sont octroyées aux heureux parents et leur enfant. Tout le personnel sort de la pièce.

Line reste dans les bras de son papa. Je me sens toujours trop faible pour la prendre dans les miens.

Line porte un joli pyjama clair et un bonnet. Elle est si paisible. Son papa lui fait écouter plusieurs chansons de Bob Marley. Elle semble apprécier.

Je les trouve beaux.

Je n'arrive pas à dormir malgré la fatigue intense qui me parcourt. Je songe alors à la nuit prochaine qui me semble pourtant lointaine.

Je pourrai dormir.

Mais là encore, je suis bien crédule.

Le calme après la tempête

C'est le moment.

Je vais quitter cette salle où je ne me sens pas bien.

Mais il n'y a plus de chambres classiques disponibles en maternité. Je serai donc installée en chambre néo-natalité avec Line.

Cette information m'indiffère totalement. J'aspire juste au calme.

Une femme approche un fauteuil roulant du lit.

Mes jambes sont encore paralysées. Je sens à ce moment-là, que cela va être dur. Je viens à peine de redresser mon corps pour m'asseoir que ma tête se met à tourner violemment, et les nausées reviennent.

J'ai l'impression d'avoir pris une grosse cuite et la seule position agréable est la dorsale.

Mais je n'ai pas d'autres choix si je veux sortir de cet endroit.

La femme essaie de m'installer dans ce fauteuil en m'agrippant sous le bras. Mais c'est impossible. Même à la force de mes bras, je n'arrive pas à me hisser.

S'en est trop, il me faut de nouveau un haricot.

C'est fois, je vomis le jus de fruits que l'on m'a permis de boire après la naissance. Cette boisson m'avait tellement désaltérée.

Une fois mon estomac vide, il nous faut l'aide de mon mari.

Julien se place à ma gauche et la femme à ma droite. Ils me hissent et ils m'installent dans le fauteuil.

J'ai la tête qui tourne mais peu à peu mon corps s'adapte à la nouvelle posture.

Nous quittons enfin la salle des tortures.

Julien s'absente un instant pour retourner à la voiture afin de me ramener mon sac de vêtements.

Et c'est parti pour un voyage dans les couloirs avec ma fille à mes côtés dans son berceau roulant. Cette promenade me procure un grand bien-être. J'éprouve un sentiment de liberté.

C'est si agréable de sentir l'air frais sur mon visage.

Cela apaise mes nausées même si rapidement, j'ai froid. Il faisait si chaud dans cette salle de naissance que le contraste est saisissant.

Avec ma fille, nous arrivons à bon port dans cette chambre de néo-natalité de petite taille mais dotée d'une grande salle de bain.

La femme m'installe tant bien que mal dans mon lit.

Elle m'informe que pour mon prochain levé, je devrai sonner car il est impératif que j'urine avant midi sinon je serais à nouveau sondée dans la journée.

Je n'ai pas compris pourquoi et je n'ai pas posé de question.

Je crois que mon cerveau tourne au ralenti.

Line est installée à côté de mon lit, à ma gauche.

Tout le monde sort et pour la première fois depuis des heures, c'est le calme abyssal.

Les démons de mes nuits

Un membre du personnel soignant vient me rendre visite dans la matinée.

Elle veut regarder mon entrejambe.

Cela me panique mais je baisse tant bien que mal ma grande culotte garnie et elle observe la zone.

Elle n'a pas touché.

Quel soulagement.

Un bref temps de repos m'a été octroyé par la suite.

Et c'est à ce moment-là que cela s'est produit.

C'est un souvenir pénible à raconter tellement il est indescriptible.

Je ferme les yeux, le sommeil s'approche de moi. Je m'assoupie. Cet état si plaisant entre la présence et l'absence de mon esprit dans le monde réel.

A demi-réveillée. A demi-endormie. Un pur moment de plénitude.

Mais soudain, je les sens. Je sursaute. Je sens des mains dans mon vagin. Je sens des doigts qui s'engouffrent dans ma vulve, qui tripotent l'intérieur de mon vagin et longent mon col.

Une véritable intrusion.

J'ouvre les yeux.

Mais personne n'est dans la pièce. Je suis seule avec ma fille qui dort paisiblement.

Ces mains sont dans ma tête. Pourtant, je sens réellement des doigts à l'intérieur de moi. Elles sont si invasives.

On farfouille à l'intérieur de mon corps.

Tellement de doigts sont allés palper ma chair, tellement souvent, que ces sensations sont imprégnées dans mon corps.

Lorsque je reviens pleinement dans la réalité, ces perceptions s'estompent enfin.

Mais plusieurs fois, cette scène se reproduira les jours suivants.

Cet évènement m'empêchera à chaque fois, de trouver le sommeil tant espéré.

Je suis perturbée par cette nouvelle expérience que je viens de vivre et je n'arrive plus à m'endormir.

Mais qu'importe, on frappe de nouveau à la porte de la chambre.

J'en ai marre.

Elle entre dans la pièce. Son visage est teinté d'empathie et d'inquiétude. C'est la gynécologue à la phrase assassine, Madame Caro.

Elle s'avance au pied de mon lit :

> — Je viens vous voir car je me fais du souci pour vous. Comment vous sentez-vous ?
>
> — Ça va.

Je mens.

> — Je peux vous ausculter ?
>
> — Il y a déjà quelqu'un qui a regardé tout à l'heure. On doit vraiment recommencer ?
>
> — Non ce n'est pas une obligation et si quelqu'un a déjà regardé, je ne vais pas vous embêter. Je tenais à vous dire que vous n'auriez jamais réussi à mettre votre petite fille au monde toute seule.

Ces mots sont gravés dans ma mémoire et m'ont permis de réduire ma culpabilité.

Elle poursuit par un long discours explicatif.

Line se présentait en position postérieure. C'était un bébé « rêveur ».

Line avait bien la tête en bas mais elle regardait vers le ciel. Elle était face à mon ventre. Dans environ quatre-vingt-dix pour cent des cas, le bébé se retourne seul vers le dos de sa mère.

Mais Line n'a pas effectué cette pirouette. Sa tête ne passait donc pas dans mon pelvis.

A chaque poussée, une partie osseuse de la tête de Line se cognait dans le petit bassin. La descente ne pouvait donc pas se faire.

Il a donc fallu intervenir pour m'aider à sortir notre enfant.
Elle m'explique que l'accouchement par forceps avec un dégagement en occipito-sacrée est un mouvement difficile qui nécessite de la force car c'est une progression en masse du fœtus.
La tête, déjà fléchie, doit alors se courber au maximum.
Et souvent, l'enfant a le crâne déformé avec une bosse séro-sanguine à cause des instruments. (Je confirme, Line présente cette bosse.)
De plus, notre petite fille pesait quatre kilogrammes pour cinquante et un centimètres et demi, ce qui n'a rien arrangé.
Un bon bébé pour un premier enfant.
Je comprends alors mieux pourquoi cette femme tirait si fort sur ma fille.
Il était donc préférable d'envisager une épisiotomie afin d'éviter une déchirure grave du sphincter et la dilacération du périnée.
Madame Caro m'explique qu'elle a dû pratiquer une épisiotomie latérale droite.
Malheureusement, cette coupure au ciseau n'a pas été suffisante. Celle-ci a poursuivi sa route jusqu'au sphincter anal sous forme de déchirure.
Je souffre donc d'un déchirement complet du périnée jusqu'à l'anus.
Et pour couronner le tout, mon sphincter externe anal s'est rompu.
Madame Caro a alors dû recoudre le périnée et la cloison ano-vulvaire.
Au moment de la réparation, elle a d'abord suturé mon sphincter anal. Elle s'est ensuite occupée de mon épisiotomie et de ma déchirure.
Elle a dû repéré chaque chef musculaire, cutané et vaginale qui étaient rétractés dans leur gaine.
Elle a dû saisir leurs extrémités afin d'effectuer une restauration plan-par-plan.
Ce travail est minutieux et technique.

Je ne me rends pas compte à ce moment-là de toutes les conséquences de cette déchirure.

J'englouti tout son speech sans parvenir à traiter les informations. Je retiens seulement en priorité que mon premier passage aux toilettes risque d'être douloureux et fort désagréable lors du passage des selles.

Pour terminer en beauté, elle me révèle qu'avec l'usage des spatules, un hématome vaginal s'est formé.

Je dois alors prendre des anti-inflammatoires afin de le résorber et de réduire la douleur.

Elle me signale aussi que j'ai perdu une quantité importante de sang.

Ensuite, c'est le trou noir.

Je ne me souviens pas de son départ de la pièce. Je ne sais même pas si je lui ai posé des questions.

Le néant total dans mon cerveau.

Plus tard, j'apprendrais qu'après une telle réparation, il est nécessaire de subir des soins particuliers.

Comme après une épisiotomie seule, des soins post-opératoires s'imposent.

Il est préconisé d'effectuer une toilette périnéale après chaque miction et chaque selle, suivie d'un séchage.

L'idéal est d'effectuer une toilette vaginale biquotidienne, d'appliquer de l'éosine, de prendre des anti-oedémateux, des antalgiques et des anti-inflammatoires.

Un régime alimentaire sans résidus peut être proposé ainsi que l'utilisation d'huile de paraffine en cas de lésion du sphincter.

A part des anti-inflammatoires et des antalgiques pour mon hématome, rien de tout cela ne m'a été prodigué ou conseillé.

On a simplement mis de la Bétadine à ma disposition pour ma douche.

Je ne cherche plus à accuser qui que ce soit.

Je suis aujourd'hui passée au-dessus de tout cela malgré une colère contre tout ce personnel soignant pendant un temps.

Mais je m'interroge sur leurs compétences et leur travail.

Pendant ces cinq jours, aucun corps médical ne m'a prodigué de soins.

On ne m'a pas informé de l'importance d'une toilette après chaque passage aux toilettes.

Rien non plus pour mon anus.

On ne m'a jamais expliqué comment me laver ou comment nettoyer mes plaies.

Je ne cherche aucunement à me victimiser.

Ce n'est pas mon genre, ni mon but.

Je constate simplement les faits et je pense sérieusement que plusieurs fautes ont été commises de la part de ces professionnels.

Je me suis confiée sur ce point à deux amies et l'une d'elle m'a fait part de ses soins quotidiens effectués par le personnel soignant pour son épisiotomie.

Dans mon cas, personne ne s'est intéressé à l'évolution de mes maux.

Pendant un temps, j'ai culpabilisé. J'aurais dû me plaindre et demander des explications.

Mais ce n'est pas moi le docteur. Ils auraient dû me prendre en charge.

Peut-être m'avaient-ils mise de côté et oubliée.

Plusieurs fois, j'ai dû appeler car on avait omis de m'apporter mon repas ou d'effectuer un soin sur ma fille.

Et un jour, un membre de l'équipe soignante me l'annonce clairement :

> — Oh, on vous oublie tout le temps dans votre chambre néo-nat' !

Pourtant, c'est bien dans ces chambres que la surveillance est plus accrue, non ?

Bref, ce n'est pas grâce aux équipes que je saurai ce qui m'arrive. Personne ne me parle de ce qui se passe dans ma culotte-filet.

C'est grâce à l'acquisition de mon dossier médical plus de cinq années plus tard, que j'apprendrai un tas de choses.

D'après ces archives, j'ai un hématome doublé d'un œdème sur le périnée.
Et rien n'est fait.
Nada.

Le coup de massue

Le jeudi 8 novembre, le lendemain de mon accouchement, nous avons la visite de mes parents et de mes beaux-parents.
C'est le jour où je me sentirais le mieux de tout mon séjour.
Je n'ai pas vraiment de douleurs aiguës. Je suis sous anti-inflammatoire et calmants.
Je me surprends même à m'installer de nouveau en tailleur sur mon lit. Comme la veille en revenant de la salle d'accouchement.
C'est une position que j'affectionne particulièrement.
Avec ces médicaments, je n'entends pas la douleur qui crie.
Cette position sera néfaste pour mes sutures.
Mais cela, je ne le sais pas encore.
Je suis contente de voir mes proches. Je les attends même avec une certaine impatience. Avant leur arrivée, je décide de mettre une tenue un peu plus appropriée car j'ai toujours ma blouse.
Je n'ai pas eu la force de me changer avant.
J'opte pour un legging noir très souple agrémenté d'une large tunique à carreaux dans les tons bleus.
Je me sens à l'aise dans cette tenue. Je voudrais me farder légèrement. J'ai ce qu'il faut dans ma trousse de toilette. Mais la force me manque.
Rester debout dans la salle de bain pour me changer m'a déjà épuisée.
Quelle tristesse, n'est-ce pas ?
Tant pis après tout. Ils risquent juste de prendre leur jambe à leur cou en me voyant.
Qui ne s'enfuirait pas en se retrouvant nez-à-nez avec Fantômette ?
Certes, je suis pâle de peau d'ordinaire mais là je crois que je bas des records.
Aujourd'hui, j'en rigole. Un peu moins quand je revois des photos de cette journée…

Ma famille arrive enfin. Ils entrent tous les quatre dans cette petite pièce. Il fait déjà chaud et je crois que cela va vite devenir désagréable pour certains.

Je sens de l'émotion.

C'est un moment agréable. C'est rassurant et apaisant d'être en présence de visages si familiers.

Pour fêter cette naissance, ils ont pensé à tout !

Des coupes en plastique sont prévues pour l'occasion et nous « sabrons » le champagne.

Je m'octroie une coupette de bulles qui me laisse pantoise !

Chacun fait la connaissance de Line. Elle fait la tournée des bras et les flashs fusent dans tous les sens.

Nous parlons brièvement de cette naissance.

J'aimerais entrer dans les détails et raconter cet évènement à mes parents mais je développe une certaine pudeur face à mes beaux-parents.

Je viens de mettre au monde un enfant qui va rencontrer ses papis et ses mamies. Pas question de jouer la geignarde.

Mais au fond de moi, je suis remplie de sentiments multiples.

Tout est nouveau pour moi.

A la seconde où cette petite fille a vu la lumière des néons, un nouveau rôle m'est soudainement attribué.

Celui de mère.

Je suis maman.

Je ne réalise pas. Cette nouvelle fonction est tellement abstraite à cet instant. A partir de maintenant, quelqu'un compte sur moi. Quel vertige !

Alors là, tout de suite, maintenant, je l'avoue, je me sens bien plus à l'aise dans celui de fille. C'est ce que j'ai été toute ma vie. Ma première attribution. Un rôle facile à tenir.

Ma vie d'enfant s'égoutte avec une infinie douceur. Je suis une petite fille introvertie mais heureuse de vivre. Une vie délicieuse m'est offerte et je déguste chaque moment.

Puis jeune adulte, un nouveau rôle vient s'ajouter à celui de fille de.

Je tombe amoureuse.

Je deviens l'égale d'un homme.

Je découvre les joies et les plaisirs de l'amour. Par la même occasion, je fais aussi la rencontre d'une première douleur.

Mais avec le temps, j'en tire un enseignement positif. Les difficultés renforcent notre couple et notre amour. Elles me rendent plus forte et cela est bénéfique pour ma personnalité. Cet homme me fait grandir et nous nous emboitons tels deux pièces d'un puzzle.

Je suis sa femme. Il me comble et il me rend heureuse.

La vie me sourit.

Mais lorsque je deviens maman aux aurores, ce matin-là, pour la première fois de ma vie, les choses ne sont pas aussi évidentes. Ce n'est pas si facile pour moi de me sentir maman. Cela ne coule pas de source.

Je me sens en sécurité avec mon mari à mes côtés et je me sens comprise par ma maman.

Je voudrais juste me confier à ma mère. Elle sait ce que c'est. Elle seule, peut me comprendre. Mieux que quiconque. Elle est passée par là. Elle a accouché de moi il y a vingt-cinq ans. D'ailleurs d'étranges similitudes s'entremêlent avec ce qui vient de m'arriver.

Je voudrais juste qu'elle reste à mes côtés encore un peu.

Je me surprends même à rêvasser qu'elle reste dormir avec moi pour la nuit.

Malheureusement, tout ce petit monde doit déjà rebrousser chemin.

Obligations professionnelles !

Ma maman a des difficultés à me quitter ce jour-là et le sentiment est réciproque. Je me sens fragile à son départ.

Mais je ne craque pas. Je suis si pudique à l'idée de montrer ma faiblesse.

Je me sens pourtant si vulnérable. Mais tant que je le peux, je ne pleurerais pas devant les regards.

C'est si bête, je le conçois. Il n'y a rien de honteux mais je préfère pleurer seule.

Et pour ne rien arranger, je vis pour la première fois les pires nuits de ma vie.

Quand vient le soir, vers vingt-deux heures, Julien doit nous quitter. Il m'embrasse tendrement, il pouponne une dernière fois sa fille et lorsqu'il tourne les talons et qu'il referme la porte, je ressens une profonde tristesse. Il est à peine parti, qu'il me manque déjà.

Les nuits sont difficiles et interminables.

Je suis seule face à moi-même qui ne me reconnait plus et je suis seule face à ce petit bébé que je ne comprends pas encore.

Plus les heures passent et plus je me sens diminuée.

Line dort presque toute la journée et la nuit, elle pleure beaucoup avec des prises de biberon toutes les deux heures environ.

Pendant ce séjour, je réalise réellement à quel point les nuits peuvent être si longues.

Je me sens démunie face à ce petit être inconnu.

Elle pleure et je me sens si mal. Je voudrais qu'on me la prenne pour que je puisse au moins faire une seule nuit complète.

Mais je reste dans mon mutisme et je n'appelle pas à l'aide.

Je suis si sotte.

Et puis progressivement, la douleur physique s'ajoute au manque de sommeil.

Mon vagin me fait souffrir et le seul soulagement que je trouve est la douche.

Alors j'attends Julien toute la journée pour bénéficier de cette bouffée d'oxygène.

Il arrive en soirée, et à peine est-il entré dans cette chambre que je le quitte déjà pour me réfugier sous la douche.

C'est un pur moment de soulagement pour mon entrejambe. L'eau m'apaise.

Elle calme les pulsations de mon cœur que je ressens dans ma plaie. C'est comme une caresse.

Je nettoie ma plaie à la Bétadine avec les doigts, sous l'eau. J'effleure seulement les muqueuses. Je sens la chair et les fils. Beaucoup de fils.

Et enfin, je rince.

Mais rester trop longtemps debout me provoque des nausées et des étourdissements. Pourtant, je voudrais rester longtemps sous ce jet car dès que l'eau ne ruisselle plus, les pulsations douloureuses repartent de plus belle.

Je ne comprends plus ce corps.

Même m'habiller m'épuise et m'essouffle fortement. Avant de quitter la salle de bain, j'ose regarder le reflet de mon visage dans le miroir. Je suis livide et cernée.

Mais où est passée la Marion d'avant ?

Je sors de la salle de bain et je retrouve mon mari qui me sourit :

      — Ça fait du bien ?

Oh mon chéri, si tu savais… C'est une pause douceur.

Je remarque que la douleur me déconnecte quelque peu de la réalité. Ou plutôt qu'elle camoufle mes sentiments. Comme j'ai mal, je ne pense même pas à mon mari et à ces émotions.

C'est comme si j'avais appuyé sur le bouton pause. Comme si je ne ressentais plus d'amour pour autrui.

Je suis juste douloureuse et envieuse de ceux qui ne le sont pas.

J'envie Julien lorsqu'il s'en va le soir et qu'il retourne chez nous. Il va bien dormir. Quelle chance.

L'épuisement pénètre peu à peu tout mon être et je commence à ne penser qu'à ma douleur. Je deviens même négative dans ma façon de penser.

Mauvais signe !

Et cela ne s'est pas arrangé lorsque j'ai décidé de le sortir de ma trousse de toilette.

Le vendredi, je suis seule dans la salle de bain et la douleur me tenaille. Je décide de sortir mon précieux miroir de courtoisie. Ce petit objet qui sera aux premières loges.

Avec une main, je me tiens au rebord du lavabo. Mon autre main tient ce tout petit miroir.

Je le dirige vers mon sexe.

Je le place entre mes cuisses, en prenant soin de ne pas trop les écarter.

L'écartement juste nécessaire pour regarder.

J'incline les yeux vers le bas et je toise le reflet.

Mais quelle est cette chose ?

Le choc.

Un rosbif ficelé.

Voilà à quoi ressemble mon sexe. Je n'ai pas d'autres termes pour définir ce que je vois. Le rosbif est le terme parfaitement adéquat et c'est celui qui m'est venu instantanément à l'esprit lorsque j'ai vu cette chose.

Une horreur.

Je ne reconnais rien.

Un amas de chair recouvert de fils comme pour une viande ficelée.

Je suis tellement choquée. Je n'aurais jamais dû regarder. Cette vision d'épouvante est trop difficile à encaisser.

Je fonds en larmes pendant de longues minutes. Cela m'épuise mais c'est un réel soulagement de déverser ce poids.

Pourtant, je dois me ressaisir, je n'ai pas le choix.

Alors pour ne pas trop souffrir de mon entrejambe, j'organise ma petite vie et celle de ma fille dans un périmètre très réduit. Tout est calculé pour que j'ai le moins besoin de sortir de mon lit.

Tout est à portée de mes mains. Je me lève simplement pour changer ma fille, pour me laver et pour aller faire mes besoins. Même aller vider ma vessie est devenu une expédition douloureuse.

Le simple fait d'uriner est synonyme d'angoisse.

Je serre des dents lorsque le jet chaud d'urine et de sang coule sur ma plaie pour bien la piquer.

En grimaçant, je tapote ensuite ma vulve avec le papier pour éponger l'urine et le sang.

J'aurai presqu'envie de réduire ma consommation d'eau pour limiter mes passages aux toilettes.

Et mon angoisse va monter d'un cran lorsque je vais sentir mes premières selles arriver ce fameux vendredi 9 novembre.

Je me rappelle même la date, c'est dire !

Suite aux mots de la gynécologue, j'appréhende tellement de faire caca.

Plus le temps de tergiverser, c'est le moment !

C'est une sensation si spéciale lorsque je sens qu'elles arrivent.

Elles descendent, elles s'approchent du sphincter.

Merde, les fils vont lâcher.

Soudain, elles passent le sphincter. Je sens même la suture au passage de l'excrément.

Je flippe à l'idée d'avoir de grosses selles.

J'ai tellement peur que tout pète.

J'ai l'impression que les excréments passent par mon vagin, c'est déroutant.

C'est cela le risque. Le risque de fistules.

En clair, le passage des selles du rectum au vagin.

Je ne sais pas pourquoi mais ce jour-là, je crois vraiment que les matières fécales ne circulent pas dans le bon tuyau.

Heureusement, c'est la seule fois où je ressentirais ces sensations.

Au bout du compte, tout sort sans encombre. Malgré mon appréhension, ce premier passage aux toilettes se passe bien.

C'est fort désagréable mais ce n'est pas douloureux.

C'est une bonne nouvelle ! Pour moi en tout cas.

Le personnel médical, lui, ne se préoccupe pas de mon anus, ni de mon vagin d'ailleurs.

Si, une personne a observé ma vulve aujourd'hui, sans rien touché et sans me faire un seul commentaire.

Ils n'ont qu'une seule obsession.

Mes seins !

Ils sont obnubilés par mes douleurs mammaires. Je ne comprends pas cette focalisation pour ma poitrine.

Regardez plutôt ma vulve, bordel !

Plusieurs fois par jour, le personnel vient me voir pour me parler de mes seins.

Mais ils vont super bien mes seins. On me les tâte à chaque fois.

Ai-je mal ?

Pas le moins du monde, je n'ai aucune douleur de ce côté-là. J'en ai assez en bas.

Ce n'est que bien plus tard que j'apprendrai que les anti-inflammatoires pour mon hématome stoppaient les engorgements mammaires. Ce qui explique que ma poitrine ne me faisait pas souffrir.

Tomber dans les pommes

Ce même jour, en fin de matinée, un autre évènement marquant s'est déroulé.

Le premier bain de Line. Une grande première pour nous deux.

L'auxiliaire de puériculture entre dans la chambre.

Je ne sais pas si elle a eu vent de mon accouchement ou si elle constate à ma tête que ça ne va pas mais elle prend les choses en main.

Cela me convient parfaitement. Elle prend mon bébé et l'emmène dans la grande salle de bain.

Je peine à sortir du lit. Chaque pas est douloureux. Et je dois traverser cette salle de bain immense. Je suis seulement en mesure de faire des mini-pas.

Quand j'essaie d'augmenter mes enjambées, j'ai la sensation que tous les fils pètent alors je me dirige vers ma fille à pas de souris.

J'arrive enfin au lavabo.

Line est déjà plongée dans l'eau. Je souris. Elle a l'air si bien.

L'espace d'un instant, son visage angélique paralyse ma douleur. Son bien-être me donne envie d'être à sa place et de redevenir un bébé.

Line profite de cette enveloppe chaude qui parcourt son corps tout entier. Elle est tellement bien, qu'elle gigote des jambes.

Mais soudain, je n'en peux plus. Cela ne fait que quelques minutes que je suis là et je n'ai qu'une obsession.

M'allonger.

J'ai tellement mal que je m'appuie sur le rebord du lavabo de tout mon poids.

Comment vais-je retraverser la pièce pour retourner à mon lit ?

Je panique intérieurement à l'idée de ne pas réussir à atteindre le lit. Il me paraît si loin. J'ai la sensation de m'évanouir.

Mais je ne sais pas par quel miracle, j'arrive à bon port à mon lit.

Et l'auxiliaire ?

Pourquoi ne voit-elle pas ma souffrance ?

Mais surtout, pourquoi ne lui dis-je rien ?

Je ne sais pas.

Si je le sais !

Si je parle, les médecins vont m'ausculter. Pire, ils vont me toucher.

Il en est hors de question alors je me soustrais au silence. Je ne peux pas imaginer que ma douleur s'accentue.

Et puis, ça doit être normal après un accouchement. Toutes les femmes venant d'enfanter doivent être dans la même situation que moi.

Non ?

Le parcours du combattant

Le samedi matin, une soignante vient m'annoncer que je ne sortirais que le lundi.

Au vu de mon état de santé, ils préfèrent me garder une journée supplémentaire.

C'est paradoxal car ils ne me prodiguent aucun soin mais ils suggèrent de me surveiller.

Cette annonce est faite en la présence de mon mari et elle me bouleverse.

Je crois que je suis une boule entière d'émotions. Tous sentiments, tous changements, toutes annonces me contrarient et me renversent.

J'ai très envie de rentrer chez moi.

Julien me manque beaucoup. C'est difficile pour moi d'assumer ce petit bout sans son aide et son soutien.

Alors quand cette femme me divulgue cette nouvelle, mes yeux se remplissent de larmes. Je sens ma gorge se nouer.

Je regarde Julien qui me dit que ce n'est pas grave.

Je lui en veux pendant un bref instant. J'ai l'impression que cela lui est égal que je ne rentre pas, comme cela il ne subit pas de réveils nocturnes à la maison.

Mais je ne le pense pas vraiment.

J'ai juste envie de rentrer chez nous. Sentir ses bras qui m'entourent la nuit.

Mais je n'ai pas de pouvoir de décision.

Et puis, ils ont prévu une échographie pour Line demain. Elle doit passer une échographie transfontanellaire.

La cause ?

L'accouchement avec forceps.

Line présente un céphalhématome pariétal gauche et cet examen permet de confirmer ou exclure une hémorragie intracrânienne.

Le céphalhématome est un épanchement de sang au niveau du crane d'un nouveau-né.

Alors le dimanche dans la matinée, une femme vient chercher Line. Je l'ai préparée dans son berceau roulant.

On ne m'autorise pas aller avec elle. En même temps, je n'en suis pas capable. Mais ma fille ne s'absente pas longtemps.

Lorsque l'on me rend Line, on me dit que tout va bien. Il n'y a pas de raison de s'inquiéter. Il n'y a pas d'image en faveur d'une lésion hémorragique récente. Seulement une discrète dilatation des cavités ventriculaires.

Les termes médicaux sont souvent impressionnants mais je retiens que notre fille va bien et c'est l'essentiel.

Heureusement mes inquiétudes de la matinée sont balayées par la venue de mon frère et de ma belle-sœur dans l'après-midi. Ils viennent de loin et je suis touchée de leur visite.

Mais je souffre beaucoup et je n'ai pas envie qu'ils me voient dans cet état.

Vais-je arriver à faire semblant ?

Il est impossible de dire aux gens qui vous entourent combien vous aimeriez revenir en arrière pour pouvoir tout recommencer.

Votre entourage ne voit que la partie émergée de l'iceberg et cela est bien normal.

Un petit sourire et tout le monde pense que tout va très bien. Mais la partie immergée est si profonde. Vous n'allez pas dire à votre grand-mère qui vous demande comment ça va :

— Oh mamie si tu savais, j'ai la chatte en bouillie !

C'est tellement vulgaire mais c'est tellement vrai. Alors, je fais semblant. Je ne me plains pas non plus à mon mari. Je n'arrive pas moi-même à comprendre cette douleur.

Comment mon mari pourrait-il l'appréhender ?

Il sait que j'ai mal mais il doit penser que c'est normal. Alors je me dis que je ne dois pas en faire une montagne. Les femmes accouchent depuis la nuit des temps.

Je dois être forte.

Dans la société d'aujourd'hui, nous avons tout ce qu'il faut pour accoucher correctement. Des médecins, des techniques d'accouchements adaptées, des solutions médicamenteuses qui réduisent ou stoppent la douleur.

Nous n'avons pas de quoi nous plaindre, nous, les femmes d'aujourd'hui !

Pensons à nos mères, nos grands-mères, arrières grands-mères et les autres générations. Certaines mourraient en couche faute de soins médicaux.

Alors oui, mes douleurs doivent être normales et il ne faut pas que je me focalise dessus.

Inutile d'en faire tout un plat.

Je me concentre sur l'accueil que je réserve à mon frère et ma belle-sœur. Ils ont parcouru trois heures de route pour nous voir et pour rencontrer Line.

Je suis d'autant plus touchée qu'ils repartent directement après cette rencontre.

Je m'en veux même qu'ils aient fait tout ce trajet pour nous. Rien que pour cela, je ne peux pas faire la pleurnicheuse.

Ils arrivent enfin dans notre chambrette et ils font la rencontre de leur nièce. Nous bavardons dans cette ambiance surchauffée.

Je ne suis encore pas sortie de cette pièce depuis mon arrivée. Julien se propose de rester avec Line pendant que nous profitions d'une petite escapade. Nous décidons alors de descendre dans le hall de l'hôpital et de marcher un peu.

Nous quittons la chambre tous les trois.

Je suis obligée de faire de tous petits pas. Chaque mini-enjambée est une torture. Les frottements empirent les choses.

J'aimerai marcher normalement mais je n'y arrive pas. Je marche si lentement que je me sens obligée de m'excuser auprès d'eux.

J'ai l'impression d'avoir une balle de tennis dans l'entrejambe. Le feu s'attise de plus en plus. Mais je dois tenir bon.

Nous arrivons enfin à l'ascenseur. Je suis extrêmement essoufflée. Je ne sais plus de quoi nous parlons mais je n'ai qu'une obsession : m'asseoir !

Je cherche désespérément un support pour me soutenir et je me demande même ce que je fais ici.

Pourtant, quand les portes de l'ascenseur s'ouvrent sur le hall d'entrée, j'ai une envie irrésistible d'aller dehors.

Sentir l'air frais sur ma peau blême.

Nous nous dirigeons tous les trois vers les portes du monde extérieur.

Etrangement, apercevoir des inconnus me fait du bien.

Certains errent, certains attendent tandis que d'autres se dépêchent.

Il y a les visages inquiets et les visages radieux encombrés de fleurs dans les bras.

Je marche péniblement mais nous arrivons enfin dehors.

Il ne fait pas beau et il fait froid mais cette bourrasque de vent dans mes cheveux me fait me sentir vraiment vivante.

Mais nous ne restons pas longtemps. Seulement quelques minutes.

J'ai déjà besoin m'asseoir.

Nous décidons d'aller à la cafétéria de l'hôpital.

A l'approche de celle-ci, je vois cette file d'attente !

J'angoisse. Je me sens incapable de faire la queue pour faire mon choix. Heureusement, ma belle-sœur se propose d'aller chercher notre commande.

Avec mon frère, nous choisissons une table et je tire la chaise vers moi.

Mais je rencontre un obstacle.

M'asseoir !

J'appréhende de me poser sur cette chaise à l'assise inclémente. Ce mobilier n'est pas fait pour l'état de mes fesses à l'heure actuelle. Cette chaise est tellement plus rebutante que ce bon vieux lit moelleux de la maternité. J'ai envie de pleurer mais mon frère est déjà assis et il me regarde les yeux remplis d'incompréhension.

Je me lance.

Je me baisse et je positionne mon fessier de façon à ce que le mal soit le plus tolérable possible.

Ça y est, je suis assise.

Je m'incline vers l'arrière où la position est supportable. Finalement assise de cette façon, je ne suis pas trop mal.

Une fois ma belle-sœur parmi nous, nous dégustons des boissons et des sucreries. Ces cochonneries sont bonnes pour le moral.

Et ce changement de lieu me procure du plaisir.

Mais la fatigue reprend très vite sa place de numéro un. Je dois remonter dans ma chambre.

M'allonger sur le lit, à notre retour, est un soulagement. J'ai l'impression de pouvoir davantage profiter de la conversation à présent.

Quelques heures passent et déjà mon frère et ma belle-sœur doivent nous quitter.

J'aurais tellement aimé être en forme pour les accueillir.

Il est vrai que lorsque l'on vit les faits sur l'instant, nous ne pouvons pas avoir de recul sur ce qui se passe.

Mais est-ce normal d'avoir si mal ?

Prendre son courage à deux mains

Le lundi matin, j'ai enfin le droit de sortir pour retrouver ma maison. Je ne vais plus subir ce va-et-vient incessant des membres hospitaliers.

Il est prévu que mon mari vienne me chercher avec Line pour treize heures.

J'attends ce moment avec impatience.

Pourtant ce matin-là, je suis plus mal en point que la veille. Je ne sais pas comment l'expliquer mais je ne me sens pas en sécurité dans cet endroit. L'équipe n'est pas présente pour moi. Même si je ne me plains pas pourquoi personne ne me pose de questions.

Alors par la force des choses, je me persuade que c'est naturel. Ces douleurs sont dans ma tête.

Ou suis-je tout simplement une douillette ?

Peut-être. Sans doute.

Non, certainement.

Le balai de blouses blanches continue sa danse toute la matinée.

Vers midi, tout semble quasiment prêt pour mon départ. Je suis parée à quitter cet endroit que je n'aime pas.

Mais soudain, cette femme entre dans ma chambre avec son chariot médical. Elle se présente comme une interne. Elle semble hésitante.

Je dois sembler terrifiée lorsqu'elle me dit qu'elle doit m'ausculter avant mon retour chez moi :

— Pourquoi faire ? Désolée, je ne veux pas.

— C'est obligatoire Madame. Avant toutes sorties, nous devons vérifier que tout va bien et que nous n'avons rien laissé dans votre vagin après l'expulsion.

Je crois halluciner.

C'est maintenant qu'ils se soucient que rien n'est encore au fond de la grotte. C'est peut-être pour cela que je ne me sens pas bien depuis des jours.

J'ai peut-être encore un forceps coincé à l'intérieur de mon vagin !!

Pendant qu'elle me parle, elle se gante. Ces mains me terrifient et cette double peau me tétanise encore plus. J'ai une peur bleue de ce qu'elle va me faire. Je me mets à transpirer et mon cœur s'emballe si fort que j'ai la sensation qu'il se voit de l'extérieur.

La femme a l'air aussi apeuré que moi. Je crois qu'elle ne se sent pas à la hauteur en me voyant si craintive. Elle me propose d'appeler une gynécologue si je préfère.

J'approuve cette merveilleuse idée.

A ce moment, je ne me reconnais pas.

D'ordinaire, j'accepte plutôt les choses telle quelle. Je ne suis pas tellement froussarde.

Mais cette femme a l'air de manquer tellement de confiance en elle. Son hésitation transpire par ses pores. Son manque d'assurance fini par abolir la part si infime de bravoure qu'il me reste.

Elle s'en va et revient rapidement.

Elle me dit que la gynécologue a été appelé en urgence.

Si je veux l'attendre, il faudra que je patiente. Elle peut en avoir pour longtemps.

Mais, je ne veux pas attendre davantage. Mon mari doit venir nous chercher. Je veux rentrer chez moi.

Alors je la regarde intensément :

— Ok, allez-y, je vais prendre mon courage à deux mains.

C'est le genre de phrase que je n'aurais jamais pensé énoncer. C'est fascinant comme la peur fait dire des choses qui aujourd'hui me font presque sourire.

Je me mets à respirer et souffler bruyamment pour me donner du courage. Elle enfile des gants et elle s'avance vers moi mais je la stoppe avec la main :

— Attendez, pouvez-vous remettre les gants de tout à
l'heure s'il vous plait.

Elle doit me prendre pour une folle.

Mais elle vient d'enfiler des gants en latex cette fois-ci.

Elle obtempère avec un regard approbateur.

Ces gants m'horripilent. Cette texture en latex va s'accrocher
à ma peau.

Et si cette matière s'agrippe à ma muqueuse mutilée ?

Cette zone me fait déjà si mal.

Elle retourne à sa table roulante et récupère le type de gant
qu'elle avait utilisé la première fois. Elle enfile un gant en
polyéthylène, fabriqué dans un film plastique. Cette matière est
souple et douce.

Avec peine, j'enlève ma culotte-filet. J'écarte doucement mes
jambes.

Voir sa main s'approcher de mon entrejambe me panique. Mes
jambes tremblent et j'ai la chair de poule.

Elle s'assoit près de moi. Elle me rassure et elle me demande
de lui dire quand je suis prête.

Je le suis et j'acquiesce. Je halète.

Elle insère doucement ses doigts. Elle fouille la zone à la
recherche d'un éventuel objet égaré et elle retire déjà ses
doigts.

Je suis agréablement surprise. Je n'ai rien senti de douloureux.

Elle a fait preuve d'une grande douceur.

Je la remercie. J'ai presque envie de l'embrasser.

Elle se retire de la chambre et un énorme soulagement
s'empare de moi.

J'attends mon mari et bientôt je serai de retour chez moi avec
notre fille.

Poule mouillée

Mon mari entre dans la chambre.

Nous allons enfin pouvoir sortir d'ici.

Nous installons Line dans sa coque. Mon mari porte notre bébé et mon sac de voyage.

Nous quittons cette pièce désuète pour rejoindre la voiture sur le parking. A peine ai-je commencé à marcher que je sens de vives douleurs se manifester. Je ressens une masse lourde dans ma culotte. Elle appuie. C'est difficile à décrire mais j'ai l'impression d'avoir une énorme chose qui veut sortir de ma vulve. C'est brûlant et tellement douloureux.

Le trajet va être long et pénible.

Julien avance vite jusqu'à l'ascenseur où il est obligé de m'attendre. Lorsque j'arrive, je n'ai pas le temps de faire une pause, les portes s'ouvrent déjà et nous nous engouffrons à l'intérieur.

La descente est une pause réconfortante pour moi et j'en profite pour reprendre mon souffle.

Nous arrivons au rez-de-chaussée où un long couloir à traverser m'attends suivi d'un escalier à descendre pour arriver sur cet immense parking.

Julien est garé trop loin à mon goût mais il n'a pas eu le choix. J'avance si lentement que je culpabilise d'être un poids pour mon mari.

Lorsque j'arrive enfin à la voiture, Julien finit d'installer Line à l'arrière. J'ouvre la porte avant côté passager. Je ne sais pas comment m'y prendre pour m'asseoir. Je me mets de biais et en premier lieu, je pose mes fesses sur le siège. Lorsque la position est adéquate, je rentre mes deux jambes dans l'habitacle.

Pendant tout le trajet, je me sens bien. Une impression de liberté m'habite. Ce passage difficile de mon existence est enfin derrière moi et une nouvelle partie de ma vie est devant moi avec ma famille.

Apercevoir ma maison est un réconfort. J'ai l'étrange sensation d'avoir quitté mon cocon depuis très longtemps.

C'est étonnant de constater tout ce qui a pu se produire en quelques jours. Et l'idée que l'on ne sache pas à l'avance ce que l'on va vivre la seconde qui suit est fondamentale pour vivre une vie sereine.

Être dans ma maison me rassure. Je suis heureuse à l'idée de voir Line chez elle.

Nous sommes tous les trois.

Julien concocte le repas pendant que je reste assise. Une fois prêt, nous déjeunons tous les deux malgré mon appétit de moineau.

Line est à nos côtés dans son cosy. Elle dort toujours et nous la regardons.

C'est un peu étrange d'être enfin trois. Line est là mais c'est comme si elle n'était pas présente car nous en l'entendons pas. Pour l'instant !

Le repas englouti, Julien retourne au travail.

Je me retrouve seule avec Line pendant cet après-midi où je ne fais rien.

Je reste allongée sur mon canapé avec ma fille. C'est agréable.

La fin de journée s'écoule doucement et la nuit approche déjà à grands pas.

La nuit est bien mouvementée. Line est une gourmande, elle réclame sans cesses des biberons.

Je crois qu'elle confond le jour et la nuit la bourrique !

Mon réveil est pénible après cette folle nuit. La douleur ne m'a pas quittée mais j'aborde ce début de journée positivement.

Je dois recevoir la visite d'une sage-femme pour Line et moi. Madame Altruis.

J'attends son arrivée avec impatience puisque ce matin, je suis un peu inquiète pour Line.

Aux aurores, lors d'un change, je repère du sang dans la couche de mon bébé.

Du sang qui provient de l'appareil urinaire ou des selles n'est pas vraiment bon signe.

Je regarde de plus près pour voir d'où provient ce sang. Ce fluide sort de sa vulve.

Heureusement, la sonnette retentit déjà.

Je cours ouvrir à la vitesse d'un escargot au gallot !

A l'ouverture de la porte, je découvre cette femme.

Elle semble d'âge très mûr. Elle est de corpulence charnue avec un visage rond rempli de douceur.

Cette femme me plaît. D'instinct, je me sens en confiance à ses côtés. Je ressens la chaleur et la sécurité d'une mère.

Je dois lui paraître impolie. Je ne procède pas aux présentations d'usage. Je lui saute dessus en lui parlant du sang que j'ai retrouvé dans la couche de Line.

A la fin de ma phrase, elle me regarde en souriant :

> — Cela est normal. Les nourrissons peuvent avoir des règles que l'on appelle des métrorragies. C'est tout simplement la sécrétion d'hormones sexuelles, une sorte de mini-puberté qui va ensuite être en sommeil jusqu'à la vraie puberté à l'adolescence.

Je ne le savais pas et je n'avais jamais entendu parler de ce sujet. C'est surprenant mais rassurant.

Je l'invite à s'installer à table pour discuter avec moi de l'arrivée de cet enfant.

Je profite de cette conversation pour lui offrir une boisson chaude.

Elle me confie qu'elle devrait être à la retraite mais qu'elle adore trop son travail pour s'arrêter. Elle continue les visites à domicile et elle pratique la rééducation périnéale.

Je suis d'ailleurs la bienvenue si je souhaite faire les séances avec elle.

Après cette parlotte, elle commence l'auscultation de Line.

Lorsqu'elle est nue comme un vers, Line est pesée. Elle a perdu un peu de poids mais il n'y a rien d'alarmant.

Madame Altruis l'observe sous tous les angles. Cette jolie poupée est en pleine forme.

Je couvre Line de vêtements chauds et je la dépose dans son transat.

Lorsque je relève les yeux vers cette femme, son regard me scanne.

Il faut bien le dire, je ne respire pas la santé. Pas besoin d'être devin. Je pense qu'elle a compris que je ne vais pas bien :

— Comment vous sentez-vous ?

— Ça va.

Mais pourquoi je mens encore !

Mince alors, est-ce si dur de dire les choses ?

Oui ça l'est. Je suis tellement dans l'espoir que mon état s'améliore dans les minutes ou les heures qui suivent. Mais là, mon comportement se rapproche plutôt de la bêtise.

Peut-être aurait-il plutôt fallu qu'elle me demande :

« Comment vous sentez-vous moralement ? ».

C'est sûr, avec cette question, j'aurais craqué !

Mais nous ne pouvons pas rejouer la partie. Lorsque c'est fait, c'est fait !

— Puis-je vous ausculter à présent ?

J'angoisse :

— Est-ce nécessaire ?

— C'est vous qui décider. Si vous n'avez pas envie, je comprends. Mais je peux juste regarder sans rien toucher.

J'accepte. Si elle ne me touche pas, cela me va. Je me sens bien avec cette femme alors je lui fais confiance.

Je m'installe sur le canapé en mettant mes fesses à l'air libre.

Lorsque je suis allongée, Madame Altruis s'avance près de mes cuisses légèrement ouvertes. Elle fronce les sourcils. Je pense qu'elle ne voit pas très bien car elle se rapproche soudain beaucoup plus. La voilà à genoux au bord du canapé, la tête entre mes jambes.

Pour le coup, c'est inconsidérément gênant. Mais la peur prend vite le dessus sur ma gêne.

Elle va toucher, c'est sûr !

Mais non, elle touche simplement avec les yeux :

— Il y a des points qui ont lâché. Je pense que vous devriez retourner à l'hôpital. Ce n'est pas très joli.

— Mais que va-t-on me faire ?

— Il faut reprendre certains points.

Je suis effrayée. Pourquoi mes fils ont-ils lâché ?

Nous retournons nous asseoir afin de poursuivre la discussion. Elle me parle des différents types de sutures qui existent, les façons différentes de faire les points. D'après elle, la suture de mon vagin n'est pas des plus heureuses.

A son époque, elle n'avait pas appris comme ceci. Elle reste persuadée que les sutures qu'elle pratiquait auparavant tenaient mieux par rapport au type de points que j'ai actuellement. Elle me fait des dessins pour appuyer ses explications.

Je réalise alors que c'est sans doute de ma faute si ces points ont lâché.

Après l'accouchement, lorsque je suis arrivée dans ma chambre, encore sous l'effet de la péridurale, je suis restée longtemps en position du tailleur.

Une position fâcheuse pour l'entrejambe.

Un écartement extrême qui, je pense, a eu raison de la suture. Merde !

Et lorsque je fais coordonner mon dossier médical récupéré à mes écrits, celui-ci dévoile un document datant du vendredi 9 novembre à treize heures.

Soit deux jours après mon accouchement, un docteur a inscrit ceci :

« *Désunion au niveau du périnée. A surveiller.* »

J'ai dû faire lâcher mes sutures mais personne à la maternité ne m'en a parlé.

Personne ne m'a expliqué que mon périnée était à surveillé.

Et si j'en crois la définition, la désunion est la rupture d'une suture.

Cette rupture est souvent due aux mauvais états des tissus suturés, à un excès de tension sur la suture ou à une infection.

D'après des études, il est difficile de se positionner clairement sur la marche à suivre pour la guérison.

Laisser cicatriser naturellement ou réaliser une reprise chirurgicale.

En cas de désunion importante, il est préférable de reprendre la suture.

Mais à ce moment-là, je ne mesure pas et je ne sais pas ce qui se joue dans ma culotte.

J'ai tellement mal que je suis terrifiée à l'idée de retourner à l'hôpital pour me faire charcuter.

Alors je n'y retournerai pas.

Mais je n'en dis rien à cette femme bienveillante qui ne fait que me donner un précieux conseil.

Après cet échange effrayamment constructif, Madame Altruis quitte mon domicile.

Je me sens faible.

Je suis une vraie douillette.

Je ne suis pas la guerrière que j'aurais voulu être. Cela, je l'ai cru pendant très longtemps.

Mais, quelques années après cet évènement, lorsque je fais des recherches pour comprendre ce qui m'est arrivé après cet accouchement, je tombe sur un article qui me réconcilie enfin avec moi-même.

Ces lectures m'apprennent que « l'hématome vulvaire ou vaginale provoque une douleur extrêmement intense et violente.

On peut parler de douleur excruciante, c'est-à-dire insupportable.

Une douleur entrecoupée de sensations de pesanteur et d'une symptomatologie postérieure. »

En clair, entre les douleurs, s'ajoute une envie de pousser, une impression d'urgence à la défécation.

Je comprends alors pourquoi j'avais l'impression d'avoir cette masse dans la culotte et pourquoi je souffrais tant.

Je comprends surtout et enfin, que je ne suis pas la chochotte que je croyais être devenue.

Anguille sous roche

Les jours qui suivent sont de pires en pires.
Je vis avec ma fille dans la même configuration qu'à l'hôpital.
Je réunis un maximum d'objets autour de mon canapé afin de me mouvoir le moins possible.
Je me rends à l'étage principalement pour Line afin de la changer et de la laver. Je dois faire plusieurs pauses lors de la montée de l'escalier. Je suis si essoufflée. Je commence à trouver cela bizarre et j'ai toujours très mal au sexe.
Je fais au moins deux douches par jour avec des soins à la Bétadine pour le soulager. Mais dès que je ressors de ma baignoire, la douleur revient de plus belle.
Et puis, l'appétit commence à se faire de plus en plus petit et le mercredi, je ne peux plus rien avaler. Quelque chose obstrue ma gorge et malgré mon attrait pour la nourriture, rien n'est autorisé à passer.
Mais il y a quelque chose de bien plus inquiétant.
Une odeur.
Cette odeur qui pointe le bout de son nez progressivement. Je ne pourrai pas dire quand exactement elle a commencé à se faire sentir mais ce qui est sûr c'est que l'odeur grandit, grandit et grandit.
Je me lave mais elle reste là. Je la sens même à travers mon pantalon. J'en ai honte.
Heureusement, Julien m'épaule face à ma fragilisation.
Mais je ne me lâche pas complètement sur mon état de santé car je ne veux pas l'inquiéter et devenir une problématique pour lui.
C'est plus fort que moi, je veux le préserver.
Alors lorsqu'il s'absente pour retourner au travail, j'appelle ma maman.
Pendant ces quelques jours, j'ai passé de nombreuses heures au téléphone avec elle. Elle prend le relai de mon mari.

Entre femmes, on se comprend si bien. Elle revit peut-être certains actes de son propre accouchement.

Elle est un pilier si précieux. Je ne la remercierai jamais assez de sa présence auprès de moi.

Je pense qu'elle a eu cette intuition de mère envers son enfant. Elle a senti ma détresse. Elle perçoit qu'il y a quelque chose qui cloche.

Alors le jeudi 15 novembre 2012, elle m'annonce qu'elle arrive chez nous avec mon papa dès le lendemain.

C'est un souvenir si puissant pour moi.

Je suis bouleversée par son geste. Je lui suis si reconnaissante d'être venue avec mon père.

Elle ne me voit pas mais elle sent.

Elle sait, elle devine, elle perçoit ce que moi-même je ne vois pas.

Elle va prendre soin de moi et je vais pouvoir préserver mon mari.

Et puis, je crois, sans l'incriminer, qu'il ne peut pas comprendre mon état que je ne cerne pas moi-même.

Gros coup de pompe

Neuf heures.

Vendredi 16 novembre 2012.

La sonnette irradie le silence morbide de ma maison.

Ils sont déjà là. Mes parents sont partis à six heures du matin.

Je me dirige péniblement vers la porte. Je l'ouvre et ma maman qui souriait change de visage en me voyant :

— Je t'emmène tout de suite à l'hôpital.

J'ai bien compris, ce n'est pas une question.

Je prends alors plaisir à redevenir une petite fille. Ma maman va prendre soin de moi.

Comme elle le faisait lorsque j'étais petite. Je me suis toujours sentie en grande confiance avec ma maman face aux maladies infantiles. Jamais de panique, de stress ou d'agacement de sa part. Elle était toujours très sûre d'elle et de ce qu'il fallait faire. Peut-être que son métier d'aide-soignante me rassurait aussi.

Alors ce jour-là, lorsque je la vois prendre les choses en main, je me laisse complètement faire. Je crois que finalement c'est ce que j'attendais. Je ne serai jamais retournée dans cet hôpital toute seule. Il fallait que quelqu'un prenne la décision pour moi.

Je suis si terrifiée.

Julien comptait m'emmener le soir-même ou le lendemain si mes parents n'étaient pas venus.

Mais comme mes parents sont déjà là, pas question de perdre du temps, d'après ma mère !

Nous pouvons y aller immédiatement car mon papa est présent pour garder Line.

Longtemps, j'ai eu honte de l'avouer mais à cet instant, j'éprouve un certain bien-être à l'idée de me retrouver sans ma fille.

J'étouffe avec elle. Elle pleure dès qu'elle n'est pas dans mes bras. Elle réclame à boire au minimum toutes les deux heures.

Je n'arrive pas à l'aimer comme je le devrais. Tout ce que je sais, c'est qu'il y a quelque chose de différent par rapport à ce que de nombreuses mères déclarent.

« Je l'ai aimé au premier regard »,

« J'ai eu l'instinct de mère dès que mon enfant est sorti de mon ventre ».

Et blablabla et blablabla.

Moi je ne sais pas.

J'ai vécu toutes les minutes depuis sa naissance comme des automatismes. Je le fais parce qu'il faut le faire mais à chaque instant qui passe mon état se dégrade et je ne peux pas investir ma relation avec Line.

Lui dire je t'aime ne m'est jamais venu à l'esprit avant mon départ pour l'hôpital.

Au fond, je ne sais pas si je l'aime.

Ce que je sais pour l'instant, c'est que j'ai besoin d'aller mieux. J'enfile alors mon manteau et des chaussures. Je suis prête à aller me faire soigner.

Ma maman démarre sa voiture et je m'assoie côté passager. Je suis contente et rassurée d'être avec elle.

Le trajet me fait du bien.

J'éprouve un sentiment de liberté. Je ne suis pas sortie de chez moi depuis quatre jours. Alors je profite de ce moment.

Nous roulons jusqu'à l'hôpital et lorsque nous tournons sur la droite, nous arrivons sur le parking.

Face à nous, cet imposant bâtiment qui me glace le sang. Je ne suis pas bien ici. Les mauvais souvenirs sont encore très frais.

Tout à coup, je veux retourner à la maison. Ma maman le voit et elle tente de me rassurer :

> — Tu n'as pas le choix, tu dois voir un médecin. Il y a quelque chose qui ne va pas.

Comme lorsque nous avions quitté cet endroit quatre jours plus tôt, je juge que nous sommes garées trop loin.

Je voudrais juste avoir des suites de couches plus tendres mais chaque pas est si douloureux. J'ai envie de pleurer.

Je vais devoir montrer mes parties intimes encore à quelqu'un et tout réexpliquer.

Et si on ne me prenait pas au sérieux ?

Nous ne savons pas vraiment où aller alors bêtement nous nous dirigeons vers la maternité. Nous prenons l'ascenseur, direction le deuxième étage. Les portes s'ouvrent sur de longs couloirs.

Pourvu que l'on trouve quelqu'un rapidement. Nous marchons et je suis déjà très essoufflée.

Ma maman me conseille de m'asseoir lorsque nous rencontrons une chaise dans un couloir.

Elle va tenter de trouver quelqu'un un peu plus loin.

Elle fait seulement quelques pas et je l'entends parler à une femme.

Je ne les vois pas parce qu'elles ne sont pas dans mon champ de vision mais je peux entendre la conversation :

> — Bonjour madame. Ma fille a accouché il y a dix jours et elle ne va pas bien.
>
> — Oh, elle doit sûrement faire un baby blues.

A ces mots, je décide de me lever pour lui prouver que ce n'est pas un baby blues.

Je m'avance vers l'intersection où ma maman et cette femme se trouvent et je me poste devant elle.

Je la reconnais.

C'est une aide-soignante qui m'apportait souvent mes repas dans ma chambre.

Je lui fais face et lorsqu'elle me regarde, elle se reprend instantanément :

> — Ah d'accord. Vous n'avez pas l'air très bien, il faut que vous alliez aux urgences.
>
> — C'est loin ? interroge ma mère.
>
> — Il faut redescendre et ressortir par l'extérieur.

Ma maman me regarde et me demande si ça va aller. Je ne sais pas mais de toute façon je n'ai pas le choix.

Je ne me rappelle pas de ce trajet jusqu'aux urgences.

Les souvenirs réapparaissent au moment où nous franchissons la porte des urgences. Il y a beaucoup de monde à patienter.

Je le constate, ma mère a envie de dépasser tout le monde. Elle interpelle le personnel en disant que j'ai besoin de m'allonger.

Un infirmier me voit et il me prend tout de suite en charge.

Il est tellement gentil, c'est si agréable. Il a l'air de prendre mon état au sérieux. Il m'apporte un brancard et il m'aide à m'allonger.

Ma maman lui parle. Il prend ma tension et ma température. Tout va bien.

Je me sens alors illégitime d'être là. Je prends la place de quelqu'un qui en a vraiment besoin.

Comment se fait-il que ma tension et ma température corporelle aillent bien alors que moi, qui suis dans ce même corps me sente dans un état si lamentable ?

Je ne me suis jamais sentie comme cela de ma vie.

Mon moral chute soudainement.

Je suis folle. Je dois sans doute imaginer mes douleurs.

Je veux repartir.

Mais entre-temps, l'infirmier me pose des questions. Il veut savoir qui m'a accouchée.

Je lui donne le nom de la gynécologue.

Il s'éclipse un peu plus loin, le téléphone à l'oreille. Il revient en souriant :

> — Vous avez de la chance, Madame Caro est là et elle arrive tout de suite. Ça va aller.

Quel soulagement.

Effectivement, elle arrive très vite et elle me désigne un cabinet juste en face de l'endroit où je suis.

Nous rentrons dans cette pièce médicalisée, certes petite mais disposant d'un bureau et d'une table d'auscultation. Elle me demande ce qui ne va pas.

Je lui réponds que je souffre, que je ne mange plus et que cela sent très mauvais.

Elle m'ausculte. L'hématome est infecté et c'est lui qui déclenche cette odeur nauséabonde.

Les infections sont souvent favorisées par la prise d'anti-inflammatoires.

Quelle ironie.

L'anti-inflammatoire censé résorber l'hématome n'a fait que l'infecter.

Cela me dégoute encore plus des médicaments et active chez moi de la méfiance.

Mais je n'ai pas vraiment le choix, je dois prendre un traitement antibiotique pour enrayer cette infection.

Elle me propose également de repasser au bloc opératoire pour retirer ce gros hématome.

C'est ma maman qui me rappelle cette information plusieurs années après cette journée. Je l'avais bizarrement oubliée et ce souvenir m'est réapparu lorsque qu'elle m'en fait part.

Je pense avoir occulté ce petit bout de conversation qui ne devait pas vraiment me plaire.

Mais l'opération m'effraie au plus au point et il est hors de question que l'on me touche.

Peut-être est-ce la plus grosse erreur que j'ai commise.

Si j'avais accepté, je n'aurais peut-être pas connu cette suite de galères.

Je ne le saurai jamais.

Quoiqu'il en soit, je refuse sa proposition. Je n'ai pas le moindre courage d'affronter une opération.

Et si c'était pire après ?

Je veux juste récupérer et me sentir mieux.

Ma maman lui parle de ma fatigue extrême et de mes essoufflements.

Je ne parle pas. Tout m'est difficile, même discuter.

La gynécologue me prescrit une ordonnance pour l'hématologie.

Nous quittons cette pièce et je profite de ma présence ici pour effectuer mon prélèvement sanguin.

Nous ressortons enfin de cet hôpital et mon moral va déjà mieux.

Le simple fait de savoir que cet état n'est pas dans ma tête me rassure.

Nous reprenons la voiture et nous réalisons un petit crochet à la pharmacie afin de récupérer mes médicaments. J'attends dans la voiture pendant que ma maman dégote le fameux sésame.

Je pense à ma fille que j'ai quittée seulement quelques heures plus tôt.

Et pour la première fois, elle me manque. J'apprécie ce sentiment.

Il me révèle que j'éprouve des liens forts et réels pour ce petit bébé.

Nous arrivons à la maison pour le déjeuner. Mon mari et mon papa sont à table. Ils commençaient à trouver le temps long. Les voilà rassurés de constater qu'il y a un diagnostic de posé. Je m'approche délicatement de ma fille et je la regarde tendrement.

Ça y est !

Je suis maman.

Je me sens maman. Je sens enfin ce lien qui nous unit. Un petit fil invisible s'est accroché à nos deux cœurs.

Pour l'instant, elle est aussi dépendante à moi que je le suis à elle.

Sauf que pour moi, c'est certain, je le serai jusqu'à ma mort.

Et je pense aussi à la mienne, de maman.

Merci à elle pour sa présence indispensable.

Cette période reste un douloureux souvenir mais à la fois, il m'est précieux car ses gestes et ses paroles sont des actes d'amour purs.

Je leur suis d'une immense gratitude parce que mes parents ont fait toute cette route pour moi en une seule journée.

En effet, ils sont obligés de nous quitter dès l'après-midi même.

Mais maintenant, tout va aller mieux. Je vais guérir physiquement et tout rentrera dans l'ordre.

Dès le midi, je commence ma prise d'antibiotiques.

L'appétit revient petit à petit et le quotidien de maman-enfant
poursuit son chemin.
Il me faudra quelques jours pour anéantir l'infection.
Dans les mêmes temps, je reçois mes résultats sanguins.
L'anémie est mon ennemi, mais j'ai de quoi l'anéantir.

Comme une partie de jambes en l'air

Nous sommes en décembre 2012 et je prolonge toujours mes soins car la guérison n'avance pas.

J'ai enfin rendez-vous avec Madame Caro.

C'est le rendez-vous post-accouchement.

La dernière consultation obligatoire qui doit avoir lieu entre six à huit semaines après l'accouchement. C'est aussi le moment pour moi de procéder à l'introduction de mon moyen de contraception.

Pendant mon séjour à la maternité, un membre du service est venu me consulter pour connaitre le moyen contraceptif que je désirais pour l'avenir. J'ai opté pour un stérilet cuivre. Cette femme m'a prescrit une ordonnance pour pouvoir aller le chercher en pharmacie.

Ce jour-là, j'ai donc en ma possession mon stérilet que Madame Caro va pouvoir me poser.

Je ressens le besoin de voir cette femme.

Cette plaie et cette douleur prennent une place trop importante dans mon quotidien. Elles fragilisent le lien que nous essayons de tisser avec Line.

Je me rends au rendez-vous avec impatience. Si seulement elle me donnait une recette miracle pour que tout rentre dans l'ordre.

Mon quotidien est rythmé par des gestes routiniers qui m'entrainent doucement vers le désarroi.

Chaque jour, je me réveille et je pense à mon sexe.

Etrange, non ?

Chaque jour, je me rends plusieurs fois dans ma salle de bain. Le matin, le midi et le soir.

Chaque fois, je me lave et je me soigne.

Chaque fois, je me munie de mon miroir dans l'espoir de voir une amélioration, un semblant de guérison.

Mais à chaque fois, c'est la désillusion.

Alors mes espoirs renaissent lorsque je passe la porte de son cabinet.

Nous discutons et déverser mes inquiétudes est un exutoire. Cela fait du bien de parler de ces douleurs. Surtout à quelqu'un qui était aux premières loges et qui comprend exactement la nature de mes maux.

Lorsqu'elle sent que je me suis délivrée d'un poids, elle me propose d'installer le stérilet.

Je m'approche de la table après m'être déshabillée.

Mais écarter les cuisses est douloureux.

Douloureux dans ma tête. Je reste traumatisée de la dernière fois où je les ai écartées.

Et on ne peut pas dire que c'était pour une partie de jambes en l'air !

Ce mouvement me rappelle des sensations négatives. Rien que de montrer cette vulve, mon cœur s'accélère. Je ne me sens pas bien.

Et pendant plusieurs secondes, je me retrouve quelques semaines auparavant. Des souvenirs que je trouve encore effrayants.

Je dois me rassurer en respirant calmement. Je ne suis pas sur le point d'accoucher.

Je ressors de ce cauchemar alors qu'elle observe mes plaies. Elle constate l'évolution régressive de la guérison.

Elle relate les faits qui expliqueraient l'état de mon anatomie : La désunion rapide après la suture, l'œdème, l'hématome et l'infection de celui-ci.

D'après-elle, j'ai dû faire aussi une infection aux fils, ce qui expliquerait la longueur de la guérison.

Elle me parle de ma peau pâle, qui comme les peaux rousses peuvent avoir plus de difficultés à cicatriser par rapport aux peaux mates. L'élasticité des muqueuses pourraient être différentes selon la couleur de peau.

Ce n'est pas de peau ça !

Quoiqu'il en soit, elle est sur le point de poser ce stérilet. J'appréhende l'insertion de cet objet contraceptif.

Elle sent ma peur alors elle va doucement. Elle m'explique chaque geste pratiqué.

Elle insère délicatement le spéculum et elle l'écarte. C'est désagréable mais pas douloureux. Elle prend possession du contraceptif avec une grande pince ou un grand ciseau, je ne sais pas trop, et elle part le déposer au fond de mon utérus.

Et voilà c'est fini.

Elle est si douce avec moi que ce n'est qu'une formalité. Elle retire délicatement le spéculum. Je ressens un soulagement de ne plus rien avoir entre les jambes.

Je suis si heureuse de ne pas avoir eu mal. Quel bonheur.

Elle me prescrit des médicaments contre la douleur suite à la pose du stérilet.

Je souris intérieurement.

Je ne les prendrai pas.

Effectivement, cela me tiraille dans le ventre après la pose mais c'est tellement dérisoire en comparaison de mon entrejambe.

Au fond du trou

Pendant que j'essaie de rassembler les souvenirs de cette période, je retrouve un petit texte que j'avais écrit à l'époque :

« Dix semaines.

Dix semaines que tu es là.

Dix semaines que l'on a fait ta connaissance et que l'on apprend à se connaitre. Tu nous apportes que du bonheur.

Tu es un très beau bébé qui fait notre fierté.

Mais cela signifie aussi dix semaines que j'ai accouché. Cette étape était forcément obligatoire pour que tu fasses partie de ce monde mais cette délivrance est un souvenir si douloureux pour moi. Il reste accroché à moi tel un boulet à une cheville.

Tout le monde déclare cette affirmation si insupportable à mes oreilles :

« - Oh mais on oublie vite, tu verras ! »

A la seule différence, que ce moment, je l'ai vécu seule, personne n'était à ma place, personne n'était dans mon corps, personne n'a ressenti mes douleurs.

Personne.

Chaque accouchement est tellement unique et différent d'une femme à l'autre.

Le mien était tellement à des années lumières de mon idéal. Je ne pensais pas que l'on puisse être aussi déçu d'un évènement.

Ce déclenchement m'a profondément déçue de moi-même.

J'y pense tous les jours.

Chaque soir, je revis ces deux jours. J'angoisse.

Je me sens si seule.

Julien est là. Il sait se montrer attentionné et attentif mais cela, je ne crois pas qu'il puisse le comprendre. Et cela est normal. C'est un homme.

Hier, il m'a dit que mon accouchement n'avait pas été facile mais qu'il y avait pire.

Je n'ai rien répondu.

Je suis entièrement d'accord avec lui, il y a pire, même bien pire...

Mais là, franchement, je m'en fous des autres.

J'ai mal et la douleur me rend égoïste.

Je me sens meurtrie, abîmée, déchirée.

Line est le plus beau cadeau que l'on n'ait jamais reçu. Je ne remets pas cela en cause, jamais.

Ce n'est pas de sa faute mais c'est le contexte dans lequel elle est arrivée qui me perturbe.

Ce qui m'empêche d'être pleinement bien aujourd'hui ce sont ces suites de couches. Physiquement, je ne suis pas remise et j'ai mal.

J'aimerais reprendre ma vie intime mais j'ai si mal que c'est mission impossible.

J'ai peur.

Je pense aussi souvent au moment où elle m'a recousu. Je ressens encore les sensations de la suture.

Et ce séjour à la maternité n'est pas un bon souvenir. Je ne pensais pas que l'on pouvait autant souffrir.

Et pourquoi je m'obstinais à en parler à quiconque ?

Et comment décrire ce que j'ai vu dans ce miroir ?

Mon fameux petit miroir…

Je l'ai avancé vers la zone de guerre en écartant légèrement les jambes.

Mes yeux se sont abattus tout doucement sur le reflet.

Le choc.

Indescriptible… »

Bouée de sauvetage

Au mois de janvier 2013, je contacte Madame Altruis afin de pratiquer ma rééducation périnéale.

Un grand savoir-faire se dégage de son être et je me sens en confiance.

Je me rends au premier rendez-vous, accompagnée de Line que j'ai installée dans sa poussette.

Le lieu ne paie pas de mine. Une devanture d'un vieux magasin qui ne donne pas envie de pénétrer à l'intérieur. Mais lorsque je passe la porte d'entrée, l'endroit qui est désert, contraste avec l'extérieur. Après avoir rencontré le froid mordant de dehors, la température agréable de la pièce réchauffe les corps. C'est une grande pièce qui fait office de salle d'attente. Je m'installe sur une chaise et je découvre Line de son manteau. La pause est de courte durée. Madame Altruis sort d'une pièce attenante précédée d'une femme avec son bébé :

— Bonjour Madame Pottier, allez-y, je vous en prie. Entrez.

— Bonjour Madame.

Je pénètre avec Line dans ce cagibi. Zut, la pièce est si petite que je me demande où je vais pouvoir laisser la poussette sans gêner.

Je la cale sur la droite juste à côté de la porte.

La pièce est vraiment exiguë et sans fenêtre. Mais il fait chaud et c'est le principal lorsque l'on doit se dévêtir.

Comme Madame Altruis me l'a expliqué au téléphone, le premier entretien permettra de me connaître et de savoir comment nous devons travailler ensemble. Soit avec les doigts ou soit avec une sonde vaginale.

On ne perd pas de temps, je me déshabille. Elle inspecte les lieux. Elle me fait un toucher vaginal mais au vu de ma réaction instinctive, elle m'explique qu'il va mieux falloir utiliser la sonde.

Avec cette sonde de stimulation, j'aurais moins de douleurs lors de l'introduction de l'objet et nous pourrons travailler plus facilement le renforcement musculaire. A la fin de la séance, nous programmons les futurs rendez-vous. Soit deux séances par semaine.

Alors le cours suivant, j'apporte ma sonde achetée à la pharmacie.

Les premières séances, Madame Altruis m'introduit la sonde vaginale à l'intérieur du vagin. Elle la branche à une machine. Je dois contracter mon périnée en suivant une courbe qui se dessine sur un écran.

Je suis studieuse mais Line pleure dès que je commence les séances. Madame Altruis la cajole alors à chaque fois pour que je puisse travailler correctement.

Et puis au fil des séances, je lui évoque mes douleurs qui m'épuisent et atteignent mon moral. La cicatrisation ne se termine pas et s'ajoute à cela, la présence d'amas fibreux douloureux sur ma muqueuse.

Elle me fait part d'une méthode que je pourrais adopter si elle me convient. Toutes les femmes ne sont pas très à l'aise avec l'intérieur de leur corps alors c'est à moi de décider.

Cette méthode consiste à masser son périnée.

A première vue, ces explications sont floues. Je ne comprends pas tellement ce que cela veut dire alors elle me fournit un fascicule pour appuyer son développement.

Le guide du massage du périnée.

Dès mon retour chez moi, je lis ce petit bouquin miniature. Il deviendra mon produit de beauté indispensable pour ma toilette quotidienne.

Chaque jour, je pratique les exercices expliqués et décortiqués par des dessins. Ces illustrations m'ont beaucoup servi car ce n'est pas une chose aisée de se masser le périnée.

Au départ, je suis un peu perplexe. Je ne vois pas ce que les massages peuvent améliorer. Mais je suis assidue. Je veux réduire mes douleurs.

Il y a différentes manières de procéder mais la technique la plus adéquate pour moi et mes aspérités, c'est d'introduire mon pouce dans mon vagin et de dessiner des arcs de cercles vers l'anus en massant.

La première fois, je ne peux le faire que quelques secondes. Cela me donne des hauts de cœur et des bouffées de chaleur. Cela était spécifié dans le document. Les sensations au départ peuvent être forts désagréables.

C'est le cas, je confirme. Mais il faut perdurer l'action tous les jours et plus on le pratique et plus on peut le faire longtemps. Il y a des jours où je n'ai pas très envie de me masser mais je me force à cet exercice.

Je ne saurai dire combien de temps j'ai accompli ces mouvements mais ce dont je suis sûre c'est le constat d'un réel progrès. Ma muqueuse est devenue beaucoup plus tendre. Je ne sais plus si les amas fibreux, à ce moment-là ont disparu mais pour la plupart, ils ne tiraillent plus.

Je constate un vrai changement dans la texture de mon périnée.

Quant aux séances périnéales, celles-ci se poursuivent.

Rendre visite à Madame Altruis est une réelle bouffée d'oxygène.

Elle m'apprend tellement de choses sur le corps en général. Elle m'aide dans ma reconstruction physique. Elle a toujours ce regard tendre et souriant.

Puis un jour, voyant que je souffre toujours, elle me propose l'électrostimulation.

Je pensais connaître pas mal de choses sur le corps féminin mais je constate depuis ma grossesse qu'il y a pas mal de zones d'ombres sur ce vaste thème.

Je ne connais pas l'électrostimulation.

Il faut introduire la sonde dans le vagin toujours reliée à la machine. Cette sonde va alors envoyer des courants électriques dans le plancher pelvien. Cette technique a de très nombreuses vertus.

Mais en premier lieu, elle me le présente surtout pour ses bienfaits antalgiques. Les chocs électriques permettent de calmer les douleurs liées à un traumatisme. Cette électrisation a pour but d'atténuer le mal de ma déchirure périnéale.

L'exercice consiste à m'envoyer des chocs électriques de plus en plus forts et lorsque cela devient inconfortable, je stoppe l'électrisation.

Je réalise cette pratique à chaque nouvelle séance en complément de la rééducation pure.

Je ne crois pas avoir constaté de flagrants résultats concernant cette méthode mais elle m'a peut-être aidée sans que je me rende vraiment compte.

Par la suite, je vais apprendre que la méthode de l'électrisation n'a pas seulement pour but d'alléger la douleur. Elle est aussi très appréciée pour aider certaines femmes à visualiser les zones du périnée et à sentir les contractions du périnée.

Les fameuses images souvent utilisées pour rééduquer son plancher pelvien ne sont pas toujours très concrètes pour beaucoup d'entre nous.

L'électrisation permet aussi de réveiller le muscle et donc de le stimuler à chaque contraction. Les contractures répétées vont être bénéfiques car elles vont permettre de nourrir ce muscle périnéal grâce à un apport de sang accru.

Et elle a également un effet, non négligeable, sur le renforcement des sphincters de la vessie.

Au total, j'ai fait une dizaine de séances de rééducation.

Aujourd'hui, je sais toute l'importance de ces exercices et les bienfaits de la connaissance de son corps.

Nombreuses sont les femmes qui négligent ce travail et qui ne mesurent pas ou ne connaissent pas l'impact sur leur avenir lointain.

Loin de moi, l'envie d'être donneuse de leçons mais il est important de prévenir vivement cette rééducation afin d'éviter une incontinence urinaire ou même anale dans le futur.

Ces rendez-vous hebdomadaires avec cette femme ont été de véritables échanges sains et bienveillants.

Une oreille médicale attentive qui a su m'orienter et me conseiller.

Ne pas mâcher ses mots

Fin février, début mars, je retourne voir Madame Caro, la gynécologue.

Notre fille a presque quatre mois et je ne guéri pas.

Tout le monde autour de moi est déjà passé à autre chose.

Normal !

L'accouchement parait déjà si loin aux yeux de tous.

Pas pour moi.

Je me fais toujours des soins. Je commence à croire que ce n'est pas normal. Je veux tellement passer à autre chose mais c'est comme si cette plaie me taquinait pour me dire :

« Eh, je suis toujours là et je continue à t'emmerder ! »

Est-ce une obsession ou est-ce indépendant de ma volonté ?

Les deux sans doute.

Mais mon accouchement devient mon rituel de chaque coucher.

Il s'invite, ou je l'invite, dans mes pensées le soir lorsque la maison est calme. Il sait qu'il va me faire pleurer sans que je puisse le contrôler.

Je me sens mutilée, douloureuse et diminuée. Il parasite ma relation avec Line et je commence à remarquer que ma fille le sent. Elle pleure et aimerait être collée à moi tout le temps.

Mais moi, je fais l'inverse.

Avec le recul et les années passant, je pense qu'inconsciemment, je m'en écartais. Les douleurs rendent égoïstes et j'avais souvent envie d'être seule.

Pourtant physiquement, j'étais tout le temps à ses côtés mais j'étais absente dans ma tête.

Pendant cette période, je rêvais de revenir en arrière et de retourner dans ma vie sans enfant.

Quand j'écris cela aujourd'hui, j'éprouve un sentiment de honte.

N'est-on pas censé aimer notre enfant, la chair de notre chair, inconditionnellement ?
Mais pourquoi culpabiliser et se flageller ?
C'est ainsi, je n'arrive pas. Je n'arrive pas à créer un lien réel et fort avec ma fille. Je ne sais pas comment faire.
Ce bébé que je ne connais pas, m'est parfois totalement étranger. Ce poupon pleure beaucoup et ma fatigue s'accentue.
Je sais aujourd'hui que tout aurait été différent si mon accouchement s'était mieux passé.
Je me serais investie à cent pour cent pour Line et elle n'aurait pas ressenti ma détresse.
Mais ceci est mon histoire, la sienne, la nôtre.
C'est comme cela et je ne peux rien y changer.
Ma fille, je l'aime.
Mais ce sentiment est recouvert par ma douleur.
Alors pour être en harmonie avec elle et profiter des instants que nous avons à notre disposition, je dois absolument guérir.
Je retourne donc voir cette gynécologue.
La conclusion de l'entretien est la suivante :
« La zone n'est pas au top, certes, mais la guérison va se faire. » Elle me fait part de sa compréhension face à mes émotions.
Pour une prochaine grossesse, elle appuiera la demande, si je la formule, d'avoir recours à une césarienne pour un accouchement.
De plus, d'après elle, je me lave trop la plaie et les « bonnes bactéries » n'ont pas le temps de faire leur travail. Un soin par jour devrait suffire :

> — Vous y pensez trop, vous êtes trop bloquée psychologiquement.

Vlan dans les dents !
Sur le coup, je me dis :
« Allez, c'est de ta faute maintenant si tu ne guéris pas. »
Mais elle a sûrement raison. J'y accorde trop d'importance et surtout trop de soins.
Dès le jour suivant, j'écoute ses conseils.

Il est extrêmement difficile pour moi d'effectuer seulement un soin par jour. J'ai l'impression d'être toujours sale.

Et je crois, à tort, que me laver davantage empêchera une infection de la plaie.

Mais le constat est parlant. La guérison avance d'un grand pas. Il y a une évolution positive claire et nette.

La cicatrisation pourrait être totale mais il y a juste une zone qui ne cicatrise pas. Environ la taille d'un pouce.

Cet endroit reste à vif et il est douloureux dans mon quotidien et dans ma vie intime.

Alors je décide d'aller voir un ostéopathe.

Nous sommes le 27 mars 2013.

Ce jour-là, je me libère d'un poids. Je sens de l'écoute et de la compassion de la part de cet homme.

Je déballe le dossier. Je n'y vais pas par quatre-chemins. Je l'avoue, il me sert aussi de psy.

Après ma séance de psychanalyse, je pars m'installer sur la table.

Il m'ausculte. Il sent un blocage sur tout le côté droit du périnée. Il le débloque, au niveau de mon utérus, de mes intestins et de ma vessie.

Sur la fin de séance, il m'informe qu'il peut peut-être m'aider sur ces douleurs vulvaires si je le souhaite.

A cet instant, je ne cherche pas midi à quatorze heures, je retire ma culotte.

Je ne peux pas dire que cela m'a gênée. Il arrive un moment où vous n'en pouvez plus d'avoir mal alors quand un espoir de soulagement s'offre à vous, vous sautez dessus.

Il ne fait rien d'invasif, il pose juste un doigt sur la chair à côté de la plaie ouverte et douloureuse.

Sur le moment, j'ai des doutes sur « ces pouvoirs » mais je suis prête à tenter sa méthode pourvu qu'elle porte ses fruits.

En quittant son cabinet, il me dit que je vais guérir dans les prochains jours.

On me croira ou non mais début avril, la cicatrisation est complète.

Il aura fallu cinq mois.

Avoir les jetons

Les mois qui suivent sont une renaissance.
Je ne dis pas que tout est revenu comme avant l'accouchement.
Cela serait mentir mais je ne souffre plus.
Par exemple, je n'ai plus de douleurs lorsque j'effectue certaines positions du quotidien.
M'asseoir, m'accroupir, me baisser pour récupérer Line dans son lit à barreaux n'est plus douloureux.
Quel pied !
Le seul hic physique mais qui ne m'empêche pas de vivre, c'est cet amas fibreux.
C'est une espèce de bourgeon granuleux.
Pendant certains moments de mon cycle menstruel ou lors des rapports sexuels, il est un peu douloureux.
Mais rien de bien méchant.
A présent, il reste surtout des traces épaisses dans mon cerveau.
Lorsque l'on a eu une douleur quelque part, pendant un temps donné, on croit toujours qu'elle est là, malgré la guérison.
Au début de chaque rapport sexuel, mon cerveau a gardé en mémoire la souffrance du lieu.
Je n'arrive pas à lâcher prise et je suis toute contractée. Au lieu de me réjouir d'être avec mon mari, j'ai peur.
Je n'arrive pas à me dire que tout ira bien.
Je suis persuadée que dès que ces zones érogènes seront touchées, je souffrirais.
Mais il n'en est rien.
Au bout de quelques minutes, la fonction de jouissance réapparait.
Je peux alors me détendre et profiter de l'instant présent.
Mais je n'arrive pas à me défaire de cette empreinte indélébile.
Je voudrais m'en détacher mais elle s'accroche à moi.

Je décide alors de poursuivre mes petits massages sur cet amas fibreux en espérant me débarrasser de mes fantômes.

Mes massages portent leurs fruits une nouvelle fois car cet amas devient plus souple et moins gênant.

Et dès que j'y pense dans la journée, je muscle mon périnée.

Je contracte les muscles de ma vessie et de mon anus en m'amusant à faire plusieurs séries de quelques secondes.

C'est facile et rapide.

Je ne veux pas avoir de fuites !

Cela serait le pompon !

Remettre le couvert

Mon accouchement m'a traumatisé pendant des mois.
Notamment lors de ma reprise professionnelle le 16 mai 2013.
Dans mon travail, j'ai l'occasion de voir de nombreuses femmes enceintes et lorsque j'en vois une, cela me dégoute.
Le mot semble fort mais je le ressens vraiment comme cela.
Leurs ventres arrondis me répugnent au point que je détourne les yeux de leurs formes. Je ressens sur l'instant comme de la colère. Leurs sourires m'énervent et tant qu'elles sont autour de moi, je n'arrive pas à me remettre complètement dans mon travail.
J'ai même des pensées négatives à leurs égards :
« Si vous saviez ce qui vous attend ! »
« Je n'aimerais pas être à votre place. »
Je me délecte même d'avoir déjà enfanté. Moi c'est fait. Ma fille est sortie.
Mais ces pensées mauvaises et minables sont le reflet de mes angoisses. Ils traduisent ma peur à me retrouver un jour dans leurs situations.
Et si je n'avais jamais envie de remettre le couvert ?
Est-ce que cet accouchement m'empêchera d'avoir un autre enfant ?
Non, il n'aura pas ce pouvoir.
Je l'ai su un jour au travail. Ce même lieu où ces femmes me révulsaient.
Ce fameux jour, je vois une femme portant la vie.
Et je l'ai trouvée belle. Je l'ai même enviée.
Je n'ai pas réalisé tout de suite que j'étais prête à enfanter de nouveau, un jour.
Le temps s'est écoulé tendrement en famille avec cette petite fille pleine de vie et de caractère !

Puis à l'automne, pendant un petit diner en tête à tête avec mon amoureux, je me confie.

Quoi de mieux qu'un repas aux chandelles pour s'échanger des confidences :

  — C'est bizarre mais j'ai déjà envie d'un deuxième enfant !

  — Pourquoi bizarre ?

Et oui pourquoi bizarre ?

Line allait avoir un an.

Je ne dis pas que je suis prête à être de nouveau enceinte dans l'immédiat mais l'envie est là.

C'est déjà une très bonne chose.

Et les choses ont joliment évolué.

Julien m'a demandé en mariage au cours du Noël 2013.

Une exquise preuve d'amour qui m'a agréablement surprise. Je ne m'y attendais pas du tout. Après dix ans de partage, quel joli projet.

Je n'ai jamais vraiment pensé au mariage mais j'avoue que depuis l'arrivée de Line dans nos vies, ne pas porter le même nom qu'elle me contrarie légèrement.

En janvier, nous programmons alors notre union pour le 27 septembre 2014, soit dans neuf mois.

En juillet, je décide de retirer mon stérilet afin de commencer « les essais bébé » juste après le mariage.

Les mois de juillet et d'août passent à une vitesse folle. Nous ne voyons pas le temps filer.

Et il faut dire que fin septembre arrive à grands pas.

Nous nous marions bien entourés au travers d'une splendide et incandescente journée.

Puis les jours se profilent tendrement.

Et par un gris matin d'octobre, je me lève avec un goût ferreux très prononcé dans la bouche.

Je suis enceinte ! C'est certain !

Je fais un test de grossesse et le surprenant positif s'affiche. Je suis prise un peu de court. Nous avions mis plus d'une année à avoir Line alors je pensais avoir un peu de temps.

Mais non !

Cette nouvelle nous a ravis.

Et tout va changer.

Je vais prendre les choses en main.

Malgré ma grande peur de subir à nouveau un déclenchement et de vivre un accouchement marquant, je décide de tout faire pour être actrice de mon accouchement.

Tout ira bien.

Je vais accoucher comme il se doit.

Filer un mauvais coton

Au cours du noël 2014, nous annonçons ma grossesse à notre famille.

Je suis enceinte de seulement deux mois et malgré des risques plus élevés de fausses couches dans les trois premiers mois, nous trouvons que c'est un beau cadeau de Noël pour nos proches.

La date prévue pour l'accouchement est le 27 juillet 2015.

Comme pour Line, dès le deuxième mois, je suis très fatiguée.

Cette fatigue, je l'aie en horreur. Elle me recouvre telle un voile. Et ce qui m'épuise davantage, c'est de me réveiller fatiguée.

Sans que cela soit de sa faute, ma fille empire mon état. Elle achève mes dernières forces.

Je ne peux pas aller me reposer à ma guise. Ma fille me réclame et elle a besoin de moi.

J'ai le souvenir de finir mon déjeuner chez moi ou au travail et de sentir mes paupières tomber. Je m'endors presque dans mon assiette. Je lutte pour ne pas sombrer au pays des songes. Alors lorsque je suis chez moi, je ne débarrasse même pas la table.

Moi qui suis ordonnée, je ne me reconnais pas. Je me dirige vers mon canapé. Je m'affale et je m'endors aussitôt.

Là encore, je me surprends. Je m'endors si vite.

En temps normal, enfin, en temps « non-enceinte », je peux mettre de longues minutes avant de m'endormir.

Mais ces instants restent des moments de plaisirs lorsque je plonge au milieu des rêves.

Les réveils sont si doux.

Je suis souvent en forme après une bonne sieste de deux heures !

Malheureusement, comme dans beaucoup d'histoires, il y a parfois un « mais » …

Mais parfois les réveils sont douloureux.

Je suis migraineuse.

Pour ma première grossesse, j'étais sujette aux migraines pendant les trois premiers mois.

Pour cette seconde grossesse, les choses ne changent pas. Mais il y a quand même une légère différence, et pas des moindres. Les migraines sont plus nombreuses et plus violentes.

C'est une douleur épouvantable.

Elle est sournoise. Elle arrive sans crier gare.

Cela ressemble à une petite pointe légèrement douloureuse au départ qui choisit une de mes tempes. Puis elle s'installe confortablement. Elle prend bien appuie.

Parfois, j'ai presque envie de pleurer lorsque je la sens arriver.

Comment va-t-elle se comporter aujourd'hui ?

Rien que de savoir qu'elle arrive, je suis dépitée.

Les minutes passent et la douleur s'installe, jusqu'au niveau de mon œil et de ma tempe. Comme si un tournevis était enfoncé à l'intérieur.

Les questions qui restent alors en suspens sont :

Jusqu'où la douleur va monter ?

Vais-je devoir m'allonger dans le noir ?

Vais-je vomir ?

Et surtout combien de temps va-t-elle durer ?

Mystère et boule de gomme !

Ce qui est sûr, c'est que certaines migraines vous ne les oublierez jamais. Elles ont parfois une saveur particulière qui laisse une trace inaltérable dans vos souvenirs.

Comme celle que je vais raconter.

Le mois de janvier défile à une vitesse léthargique. J'ai de nombreuses migraines et j'attends avec impatience ma semaine de vacances du 2 au 7 février.

J'ai tellement hâte. Les deux semaines précédentes, je ressens une fatigue extrême.

Je déteste cet état physique qui me saisit. J'essaie de le combattre mais le seul réconfort est mon lit.

Je ne partage rien le soir avec mon mari.

Nous couchons notre fille et vers vingt, vingt et une heures, je fais de même.

Alors lorsqu'arrive le premier week-end de mes congés, je jouis de pouvoir faire des siestes. Je dois profiter de ces vacances pour récupérer afin de reprendre le travail reposé.

Le lundi 2 février, je profite de cette journée pour aller voir une amie avec Line.

Lorsque je rentre le soir, une migraine me harponne violemment.

Le comble c'est que j'ai l'interdiction de prendre un médicament pendant la grossesse.

Ah si, suis-je bête !

Du paracétamol.

Mais le paracétamol fait bien sourire les migraineux ! Cela ne me fait rien du tout. Pas une once de soulagement à l'horizon. Toute la nuit, je souffre de ma migraine.

Le réveil est très difficile. Cette chose est toujours accrochée à ma tempe. Je vomis et les douleurs sont virulentes. Ma tête est prise dans un étau, elle va exploser. A chaque mouvement, je sens les battements de mon cœur dans ma tempe. Comme si, quelqu'un tapait avec un marteau.

Lors de ces crises, je souhaite souvent que la douleur change de tempe pour soulager celle qui est assaillie.

Mais là encore, c'est impossible.

Je me débrouille comme je le peux pour donner à manger à Line et l'habiller. Je suis soulagée à l'idée qu'elle aille chez sa nounou aujourd'hui.

Lorsque ma fille est prête, je quitte la maison et je me rends chez Isabelle.

Je prends sur moi.

Le moindre petit effort décuple la force de la méchante bête qui a pris possession de mon cerveau. Cette bête féroce qui tape de plus en plus fort alors que je sors simplement de la voiture.

Quel effort me direz-vous !

Je ne m'attarde pas chez l'assistante maternelle. Elle compatit d'ailleurs à ma douleur. Elle est aussi migraineuse.

De retour chez moi, je vais directement m'allonger. Impossible de dormir, les coups martèlent ma tempe.

J'ai toujours la même image en tête lorsque je suis en crise.

Elle parait si bête mais elle m'apaise quelques secondes.

J'imagine prendre un aspirateur très puissant.

Je pose le canon du tuyau sur ma tempe et je démarre l'appareil. La douleur est aspirée et s'en va mourir dans les profondeurs du bac à poussières.

C'est vraiment con comme image mais c'est elle qui vient à chaque fois à mon esprit.

Je ne vais rien manger au petit-déjeuner et au déjeuner. L'appétit a oublié de toquer à mon estomac.

En début d'après-midi, la crise s'apaise enfin. Je me sens mieux.

J'appelle ma maman et nous discutons longuement.

Pendant l'appel, vers seize heures, je commence à avoir un peu mal au ventre. Avant de raccrocher, ma maman me conseille de me reposer avant d'aller chercher ma fille à dix-sept heures.

Je raccroche et je m'assieds sur le canapé. En quelques minutes, j'ai de vives douleurs dans le ventre.

Des contractions.

Mince, je suis seulement à seize semaines d'aménorrhées.

J'écris un message à ma nounou. Je ne peux pas me déplacer jusqu'à chez elle. Je lui demande si elle peut me ramener Line à la maison.

Nous habitons dans la même résidence à quelques rues de distance. Comme toujours, elle est d'une grande disponibilité.

Pour tenter d'apaiser la douleur, je m'allonge en chien de fusil sur le canapé.

Soudain, la sonnette retentit. Je me lève péniblement du canapé. Je marche courbée. Je ne peux pas me tenir droite à cause de la douleur. Je m'approche de la porte d'entrée. Je dois prendre appui sur le petit meuble de l'entrée.

J'ouvre.

Ma nourrice pose des yeux inquiets sur moi. Elle me dit d'appeler tout de suite un médecin. Elle va garder Line tant que cela sera nécessaire.

Cela me soulage un bref instant car je suis dans l'incapacité de m'occuper de ma fille.

Je la remercie et je referme la porte. Je suis pliée en deux. Je gravis les escaliers pour rejoindre ma salle de bain et je m'allonge sur le tapis de bain.

J'appelle l'hôpital. On me met en communication avec l'interne en gynécologie.

Je lui explique mes douleurs. Il me demande si je perds du sang. La réponse est non. Mais je dois passer faire un contrôle échographique.

Je raccroche.

Je n'arrive pas à évaluer ma douleur. J'ai très mal mais je pense que cela va passer. Et je n'ai pas envie d'encombrer les urgences pour rien.

Je décide de me faire couler un bain et de voir ce que cela donne.

Peut-être cela me soulagera-t-il ?

Je fais couler l'eau. Je m'allonge à la hâte dans la baignoire mais je ne m'y sens pas bien du tout. C'est de pire en pire. Je sors. Je m'enveloppe dans mon peignoir et je me couche sur le tapis.

Je décide d'appeler Julien. Il décroche à la première sonnerie :

> — Julien, j'ai très mal au ventre. J'ai appelé l'hôpital et on m'a dit de venir faire une échographie.
>
> — J'arrive tout de suite.
>
> — Oui mais je ne vais pas embêter les urgences s'il n'y a rien.
>
> — Et bien justement, il faut mieux y aller pour rien que de ne pas y aller et qu'il y ait quelque chose.

Vu ainsi, cela paraît évident. Mais je me sens toujours gênée de demander de l'aide.

Mon mari arrive très vite. Je suis rassurée de l'avoir à mes côtés. Il est environ dix-huit heures. En dix minutes, nous sommes aux urgences. On me demande pourquoi je suis là :

— Je suis à seize semaines d'aménorrhées et j'ai mal au ventre.

— Vous perdez du sang ?

— Non.

— Bon, très bien, faites les étiquettes d'admissions.

Il y a du monde.

Je m'assoie et c'est mon mari qui s'y colle.

Les douleurs sont toujours là. L'attente est longue.

Soudain, je sens quelque chose couler dans ma culotte. Je me rue vers les toilettes qui se trouvent en face de mon siège.

Je m'enferme à l'intérieur et je baisse mon slip aussi vite que possible.

Merde, du sang !

Je quitte les toilettes et le premier visage que je vois en ouvrant la porte des sanitaires est celui de Julien.

Il s'avance vers moi. Il a fini de faire ces satanées étiquettes.

Il lit sur mon visage l'inquiétude. Je sanglote et je lui dis que je perds du sang.

Je suis soudain animée par une force intérieure. Je me rue vers le pôle gynécologique. Je pousse la porte qui donne accès au service et je fonce. Je traverse la salle d'attente où plusieurs personnes patientent. J'avance vite malgré la douleur. Une sage-femme s'avance dans ma direction le visage avenant. A ma tête, elle doit estimer que je suis prioritaire car elle ne s'oppose pas à mon irruption impolie dans la salle de consultation ouverte sur ma gauche.

En y repensant, c'est étrange comme parfois on fait des choses insensées.

Je ne suis pas de nature irrespectueuse. Je suis même l'inverse, pas transgressive pour un sou.

Mais là, rien ne m'arrête. Je ne me pose même pas la question de patienter.

A ce moment, rien ne compte.

A part moi-même, bien-sûr !

De l'égoïsme à l'état pur.

La sage-femme referme la porte derrière nous. Je la reconnais. Elle m'avait fait des cours de préparation à l'accouchement pour ma fille. Je l'aimais bien. Elle est douce et apaisante. Elle est accompagnée d'une autre femme mais je ne prête pas attention à son visage.

La sage-femme me propose de m'asseoir. Je refuse :

> — Non je ne peux pas, je vais tâcher votre siège. J'ai du sang plein la culotte et le pantalon.

 Elle me demande alors de lui montrer mon slip et de m'allonger. Je m'exécute et lui tend mon sous-vêtement. Elle regarde le sang perdu.

Elle baisse les yeux et les remonte tendrement vers moi :

> — Je suis désolée, vous faites sans doute une fausse-couche. Tout ce sang n'augure rien de bon mais je ne peux rien vous diagnostiquer tant que l'interne ne vous aura pas ausculté.

Je suis prise d'un sanglot étouffé mais je me reprends assez vite. Elle nous invite à patienter dans une pièce en face du cabinet.

Un cagibi sans fenêtre.

Je reste là avec mon mari pendant plus d'une heure trente.

Nous ne verrons personne. Les douleurs s'intensifient. Nous avons l'impression d'étouffer dans ce placard.

Après une attente interminable, l'interne entre dans la pièce. Nous nous saluons respectivement et il s'installe à côté de moi sur un tabouret face à un appareil échographique et tout l'attirail nécessaire pour fonctionner :

> — Par contre pour le curetage, cela ne sera pas avant vendredi de la semaine prochaine.

Je crois rêver. Je ne comprends même pas sa phrase sur le moment.

Avec le recul, je trouve ça fou. Annoncer une telle information de but en blanc sans m'avoir ausculté. Simplement en constatant la perte de sang, c'est déroutant.

Et un curetage le 13 février, soit dix jours après. Cela me parait si long.

Mon cerveau bouillonne et mon ventre est douloureux.

Comme je ne suis qu'à trois mois, il décide de me faire une échographie endo-vaginale. Il introduit une sonde munie d'une micro-caméra à l'intérieur de mon utérus pour explorer les environs.

Je ne peux rien voir. L'écran est dirigé vers lui. Mon mari est debout au pied du lit médicalisé et il observe la lucarne animée. L'interne scrute l'écran.

Moi, je suis déjà dans l'optique de la fausse-couche. Comment en être autrement. J'ai perdu beaucoup de sang et je n'entends pas de battements de cœur à travers l'appareil médical.

Les secondes ou les minutes me paraissent si longues. Personne ne parle dans la pièce.

L'interne fronce si fort les sourcils qu'il m'est impossible de décrypter un message.

Mon mari aussi est figé face à l'écran. Il fronce également les sourcils. Il me jette juste un regard furtif de quelques secondes mais là non plus je ne lis pas de traduction.

Et puis au bout d'une éternité, l'interne déclare :

— Je ne comprends pas, le cœur bat, le bébé est bien là.

Quel idiot !

L'interne semble alors tout penaud. Il hésite, il semble perdu. Ce qui est sûr, c'est qu'il n'y comprend rien.

Tout à coup, cet homme m'énerve.

Il décide alors qu'il faut retirer la sonde. Il l'extrait.

Et soudain, je sens une masse visqueuse et chaude sortir de moi. Nous regardons tous les trois. Un caillot de sang, un peu plus gros qu'une clémentine, glisse entre mes cuisses et gît sur le drap d'examen en papier blanc. L'image est saisissante. Un magnifique contraste entre ce rouge vif et ce blanc neige.

Il décide d'appeler un responsable gynécologue, Monsieur Assur.

Je suis rassurée. Je vais voir quelqu'un d'autre, qui, je l'espère sera plus compétent.

Il appelle ce collègue.

Julien me regarde et lève les yeux au ciel. Je lis dans son regard qu'il est exaspéré par cet homme.

Rapidement, un homme d'âge mûr fait son entrée dans la pièce.

Ils échangent entre eux. Le gynécologue regarde les résultats de l'échographie et il reproche à l'interne d'avoir fait une échographie vaginale. Cela pourrait provoquer la fausse-couche pour de vraie.

Au bout de quelques minutes, le gynécologue pose son compte-rendu.

J'ai un décollement décidual de l'œuf avec la formation d'un hématome de sept centimètres.

L'œuf où se trouve le fœtus s'est décollé de la paroi utérine et dans cet espace vide s'est formé un hématome.

Le gynécologue décide de m'hospitaliser en service grossesse pathologique.

Il est environ vingt et une heures trente.

Je pense à ma fille.

Cela me rassure de la savoir avec quelqu'un de confiance.

On m'allonge sur un brancard.

Je sens Julien compatissant. Il s'approche de moi et il me caresse le front. C'est agréable :

— Je n'ai pas envie de te laisser. Ça va aller ?

— Oui, ça va aller.

Je sens une forme de sérénité apparaitre. Je vais pouvoir rester allongée et récupérer. Ils vont me donner des antalgiques pour alléger la souffrance.

Etrangement, je me sens bien. Nous sommes en sécurité moi et notre bébé.

Une infirmière arrive pour me poser une transfusion afin de m'injecter des antidouleurs.

C'est à ce moment-là que Julien quitte les lieux. Il est maintenant grand temps de récupérer Line chez Isabelle.

Les médicaments font rapidement de l'effet et la douleur s'évapore doucement. Elle n'est pas nulle mais très supportable.

Le docteur Assur revient me voir :
— Nous ne sommes pas sûr que vous passiez la nuit, nous verrons les suites à donner demain matin.
Oh, rassurez-vous je ne vais pas mourir !
C'est simplement une façon de me faire comprendre que le bébé ne va sans doute pas rester accroché.
Mais à partir de cet instant précis, l'espoir a germé en moi et ne disparaitra plus jamais.
Je sais que ce bébé va s'accrocher et qu'un jour nous ferons sa connaissance.
Je ne dis pas que je ne traverserai pas quelques périodes de tristesse ou d'inquiétude mais j'ai confiance.
Je le sens au plus profond de moi.
Il y a quelques minutes, on m'annonce que bébé n'est plus et l'instant d'après on me fait comprendre que bébé ne sera plus.
Mais encore ?
Tant qu'il y a de la vie, il y a de l'espoir !

Pleurer comme une madeleine

Mon séjour en hospitalisation est un apaisement pour moi. Le lendemain de mon admission, une femme vient me voir afin de savoir si j'ai perdu de nouveau du sang dans la nuit et si les contractions se sont calmées.

Effectivement, les contractions sont beaucoup plus légères et espacées. Et je n'ai pas perdu de sang.

Les médecins décident de me garder quelques jours totalement alitée pour surveiller l'hématome.

Je suis de nouveau très anémiée. Je le sens. C'est un état que je reconnais très bien et il me rappelle de mauvais souvenirs.

Deux jours après mon arrivée, on m'emmène en fauteuil roulant faire une échographie afin de constater l'évolution de l'hématome.

Bilan des courses :

Mon bébé est un champion ! Toujours accroché. L'hématome est à l'opposé du placenta, ce qui est un excellent point.

Mais l'hématome est toujours présent et volumineux. Il faut un repos complet.

En revenant dans ma chambre, l'infirmière me demande si je veux aller aux toilettes.

Elle m'installe sur la cuvette et elle me déclare qu'elle m'attend derrière la porte pour me remettre au lit, une fois ma vessie soulagée.

Et là, je fonds en larme.

Merde.

Impossible de contrôler ces sanglots.

Et cette femme qui m'attend de l'autre côté. Je déteste chialer devant les autres. Et pourquoi je pigne d'abord ?

Mince, elle m'a entendue.

Elle me questionne. Elle s'inquiète de douleurs ou de problèmes rencontrés sur la cuvette.

Je l'appelle pour qu'elle m'aide à me relever. Elle voit mes yeux rougis.

On s'installe sur le bord du lit.

Non, non et non, elle ne doit pas me poser de questions. Sinon, c'est sûr, mes larmes vont resurgir expressément.

Et si.

Elle pose la question qui tue :

— Alors, qu'est ce qui ne va pas ?

Ahrrrr.

On dirait qu'elle parle à une petite fille.

C'est un peu ce que je suis à ce moment-là mais je n'ai pas envie de cette femme.

Certes, elle est très gentille mais je voudrais qu'elle parte.

On ne peut pas pleurer en paix !

Sauf que c'est parti. Le déferlement arrive. Un torrent de larmes inonde mes joues. Je ne sais pas pourquoi je pleure en plus.

Certes, l'hématome me tracasse mais je pense que ce sont toutes ces émotions de ces derniers jours qui ressurgissent.

Mais que fait-elle ?

Oh non pas cela !

Je me sens si mal à l'aise mais je ne me sens pas capable de le lui dire.

Cette femme m'enlace et elle me fait un câlin. Je suis surprise de ce geste.

Je sens sa peau, son odeur, sa respiration, ses battements de cœur contre mon corps. Ce geste me raidit et il m'aide à calmer mes spasmes.

Plus vite, j'arrêterai de pleurer et plus vite elle partira.

Pendant ce câlin unilatéral, elle me susurre des mots réconfortants mais je ne me rappelle plus précisément lesquels tellement son étreinte me rebute.

Puis, elle lâche prise.

Enfin, elle quitte cette atmosphère troublée.

Je suis enfin seule.

Seule avec moi-même.

Je savoure ma solitude. Je suis plutôt quelqu'un de solitaire. J'aime la quiétude qui flotte dans l'air lorsque l'on se retrouve face à soi.

Ce séjour ici est un havre de paix. Je peux dormir à ma guise et reprendre des forces. Je suis exemptée de toutes tâches domestiques et c'est un pur bonheur. Je profite de ces journées avec une certaine délectation.

Le vendredi 6 février, je fais une prise de sang et mon taux de ferritine est bas. On me prescrit du tardiféron. Cette boîte me rend béate. Elle me rassure et je sais qu'une fois mon taux de fer en croissance, je me sentirais de mieux en mieux.

On me programme une sortie pour le samedi 7 février.

Je suis sereine et heureuse à l'idée de retrouver ma fille.

Le samedi matin avant ma sortie, protocole oblige, un médecin doit me visiter.

Je l'attends.

On toque à ma porte.

C'est lui.

Le gynécologue.

L'homme entre. Trois femmes le suivent.

Ils se placent tous face à moi au pied du lit et ils me scrutent comme une bête curieuse.

Je suis gênée et je ne comprends pas pourquoi ils sont aussi nombreux.

Cet homme a un air suffisant. Il se sent supérieur. Il a l'air de prendre plaisir à dominer son monde.

Il me prend de haut. Je le vois dans son regard. Pour lui, je ne suis qu'un numéro.

Au suivant.

Il me regarde et il me lance :

> — C'est bon vous pouvez rentrer chez vous et reprendre vos activités. Pas la peine de rester alitée.

Je ne dis rien. Mais une femme prend la parole. Je ne sais pas qui est qui. Je suppose que c'est une infirmière :

> — Docteur, elle est à neuf en ferritine et elle a un hématome décidual de sept centimètres.

Le visage du cher docteur se transforme en immense point d'interrogation :

— Ah bon ?

Il me regarde :

— Je reviens tout de suite.

Tout le monde quitte ma chambre.

Quelques minutes plus tard, il revient et de son air hautain mais légèrement plus compatissant, il me dit :

— Je retire ce que je viens de vous dire. Je préconise un repos complet à la maison pour que l'hématome puisse se résorber et pour éviter que la poche des eaux ne se fissure. Vous ne devez-vous lever que pour aller aux toilettes. Et vous avez un enfant ?

— Oui, elle a deux ans et demi.

— Il faudra trouver quelqu'un pour s'en occuper. Ok ?

Oui chef !

Il part.

Lorsqu'il est ressorti la première fois, c'était pour lire mon dossier. Il ne savait même pas ce que j'avais quand il est arrivé comme un vainqueur à mon chevet.

Sans la femme, je serais rentrée chez moi en poursuivant mes activités.

Comment aurais-je pu dire quelque chose ?

Je ne suis pas docteur. Je ne l'aurai jamais contredit même si, bien-sûr, je ne me sentais pas vraiment d'attaque pour faire le ménage de printemps dans mon logis.

Je ne comprends pas. Les médecins entrent dans la chambre des patientes sans lire la notice de chacune d'entre-elles ?

J'avoue être déçue de plusieurs membres hospitaliers. J'estime qu'il peut arriver de faire des boulettes mais la politesse et la courtoisie sont absentes de leurs savoir-faire. C'est le comble.

Bref, je rentre chez moi.

Sans crier gare

Les jours se suivent et se ressemblent.

Rien de bien palpitant à raconter.

D'ailleurs, j'en ai oublié comment on s'organisait pour la garde de ma fille.

Je ne me rappelle plus si c'est mon mari qui emmenait Line chez l'assistante maternelle ou si c'est elle qui venait la chercher.

Je dors dans mon lit la nuit et je descends juste pour passer la journée sur le canapé.

Quelle éclate !

Tout est à portée de mes mains.

La télévision marche en continue.

Mon mari rentre le midi et il prépare le repas.

Ce fonctionnement n'est que temporaire. Heureusement ! Mais qu'est-ce qu'on se sent inutile.

Je ne peux rien faire, même pas concocter le repas à mon mari.

Je me lève pour faire mes besoins et déjeuner avec Julien. Mais, même lorsque je veux mettre le couvert, mon mari me réprimande gentiment en me disant de ne pas trop bouger.

Quelle galère !

Alors je pense à lui.

Ce petit bébé qui grandit en moi. Il me donne la force de patienter.

Je fais tout cela pour lui, pour nous, pour notre famille.

Heureusement, Line adore être chez sa nourrice. Elle s'épanouit grandement. Chaque jour, elle évolue grâce aux divers jeux et lectures prodigués par cette amoureuse des enfants.

Je la confie à d'excellentes mains et cela me déculpabilise un peu.

Mais accepter que je ne puisse pas exercer mon rôle de mère est frustrant. Je me sens même minable et honteuse à l'idée de constater que je suis vautrée dans le canapé au lieu d'assurer ma fonction.

Mais une nouvelle vient égayer mes journées suivantes.

Du 23 au 28 février, ma maman vient vivre chez nous.

Elle a réussi à poser quelques jours de congés pour venir nous aider.

Je suis impatiente qu'elle arrive. Cela fait quinze jours que je suis presque toujours toute seule.

Malgré mon indépendance, je suis heureuse d'avoir la compagnie de ma maman pour ces quelques jours.

Elle va garder Line à la maison, ce qui me permettra de profiter plus de ma fille.

Le 23 février arrive enfin.

Certes, l'aide de ma maman est précieuse pour la cuisine, pour le linge et pour le ménage que je ne peux plus effectuer mais surtout pour l'avoir à nos côtés.

J'apprécie d'autant plus sa compagnie le mercredi 25 février parce qu'elle m'accompagne à mon rendez-vous avec Madame Caro pour mon suivi d'hématome et mon suivi de grossesse.

La gynécologue consulte dans deux hôpitaux différents distants de vingt-cinq kilomètres.

Et ce matin-là, elle m'attend à l'hôpital où je n'ai pas accouché et que je ne connais pas.

Nous déposons Line chez son assistante maternelle et nous partons pour le rendez-vous.

Ma maman prend les commandes de la voiture. Je m'installe côté passager.

Le trajet me plaît bien. Je savoure de voir les paysages, de voir des gens vaquer à leurs occupations.

La vie continue partout, alors que chez moi dans mon salon, le temps est comme suspendu. Voir l'effervescence de la population a un côté rassurant.

Et être avec ma mère finit de m'affermir.

Elle a toujours eu cet effet sur moi. Moi, qui trouve les hôpitaux hostiles, avec ma maman, je n'ai plus peur de rien.

Elle, elle a l'air d'être dans son élément. Et sa sérénité est communicative.

Nous arrivons dans cet hôpital. Il ne paie pas de mine. Il y a peu de monde et cela m'arrange.

On dirait presque une maison de retraite.

Nous nous dirigeons vers le service de consultation gynécologique. Nous patientons un peu.

Ma maman lit un magazine.

Mon esprit à moi est ailleurs. Je trépigne de savoir où j'en suis. La gynécologue arrive. Elle me sourit. Je vois dans son regard, qu'elle se rappelle tout de suite qui je suis malgré les deux années qui viennent de s'écouler, presque jour pour jour.

Dans le couloir menant à son bureau, elle me susurre :

— Comment vous allez ?

Nous nous installons à son bureau et nous discutons. Nous parlons du passé et de pourquoi je suis là aujourd'hui. Je lui dis que je me sens mieux et que je me repose constamment.

En parallèle, elle lit mon dossier médical et elle m'explique que tout va aller en s'arrangeant. La croissance du bébé poussera l'hématome dans ses retranchements. Il se résorbera et le sang s'évacuera sous forme de vieux sang, de couleur marron.

Comme les questions martèlent mon cerveau depuis cet évènement, je profite de sa profession pour assouvir mes interrogations :

— A quoi est dû le décollement de l'œuf ?

A ce jour, il n'y a pas vraiment d'explications sur le sujet mais d'après elle, il peut exister un lien entre le décollement de l'œuf et les migraines. La migraine peut engendrer les contractions qui provoquent le décollement.

A ce moment-là, je me satisfais de cette réponse et je trouve cela tout à fait plausible.

Mais depuis cette période, j'ai fait de nombreuses recherches et je n'ai jamais trouvé réellement d'études qui approuvent et certifient les causes du décollement décidual.

Personnellement je pense qu'il existe un lien. Mais ce n'est que mon avis.

Nous poursuivons notre échange :

> — Vais-je pouvoir au moins aller chercher ma fille à pied chez son assistante maternelle à quelques centaines de mètres de chez moi ?
>
> — Bien sûr. En allant tranquillement. Vous avez le droit de marcher un peu maintenant. A présent, je vais vous ausculter.

Je me dirige vers une pièce annexe où se trouve la table d'auscultation. Une chaise est mise à la disposition des patientes. Je m'approche d'elle. Et c'est parti pour le strip tease. Lorsque j'ai retiré mes chaussures, mon pantalon et mon slip, je m'approche de la table médicalisée le popotin à l'air. J'adore !

Je m'allonge.

Elle relève mon tee-shirt et elle m'enduit du gel tout froid sur le ventre.

L'analyse commence. Pendant quelques temps, elle ne parle pas.

Et puis la sanction tombe.

L'hématome a grossi et il est de taille importante. Il est plus gros qu'une orange.

Malheureusement il va falloir rester alitée. Repos complet.

Mince. Pas de bol.

Moi qui pensais que ça allait mieux, c'est râpé.

Mais j'accueille la nouvelle presque impassible.

Le bébé se porte bien et c'est tout ce qui m'importe à ce moment-là.

Rester couchée, il y a pire comme situation.

Mais ce qui est étrange c'est que je croyais avoir senti une nette amélioration alors qu'en fait l'hématome mesure dix centimètres.

Ce qui me déconcerte tout de même c'est de constater que malgré tous mes efforts de repos, cette masse a grossi.

Je me rhabille et nous retournons à son bureau. Elle me prescrit une prise de sang pour le taux de ferrine et la toxoplasmose.

Comme il faut éviter au maximum les déplacements, elle me conseille de faire cette prise de sang le jour même dans cet hôpital.

Nous rediscutons aussi de mon accouchement traumatique. Elle m'écoute attentivement et je fais étalage de mes craintes. Il n'y a qu'à elle que je peux tout dire car elle sait réellement de quoi je parle.

A la fin de la conversation, elle déclare :
> — Si vous demandez une césarienne, sachez que je l'approuverais et j'accèderais à votre souhait.

Cette petite phrase est importante pour moi.

Elle comprend.

L'entretien touche à sa fin. Je sors du bureau et je me dirige vers la salle d'attente à quelques mètres de là pour rejoindre ma maman.

Pendant ce cours trajet, je pense à chacun de mes pas et j'essaie de m'imaginer ce qui se passe à l'intérieur de mon corps.

Comment cet hématome reçoit les mouvements que j'effectue en ce moment même ?

Je marche aussi doucement que possible. Je m'imagine marcher sur des œufs.

Ma maman m'attend. Je m'assoie à ses côtés pour lui expliquer mon entretien. Puis nous quittons cette pièce. Nous nous dirigeons vers le laboratoire en nous servant des panneaux de signalisation.

Je commence à ressentir une lourdeur dans chacun de mes pas. Mais lorsque nous arrivons au laboratoire, celui-ci est fermé. Le personnel vient juste de partir déjeuner pour une pause de deux heures.

Comme je ne souhaite pas attendre, je propose à ma maman d'aller sur l'autre hôpital.

Nous quittons les lieux et vingt-cinq kilomètres plus tard, nous arrivons face à ce bâtiment familier.

Je fais ma prise de sang. Tout se passe bien. Ce lieu commence à m'être plus agréable.

En sortant du laboratoire, ma maman me propose de déjeuner à la cafétéria.

Cette fameuse cafétéria.

La dernière fois que j'y suis venue c'était en compagnie de mon frère et de ma belle-sœur et je ne me sentais pas au top de ma forme.

Souvenir douloureux.

Cette proposition me fait tellement plaisir.

C'est bête, mais manger à l'extérieur en compagnie de ma maman m'extasie.

Quel bonheur de quitter un peu la maison !

Nous nous dirigeons vers la cafétéria. Arrivées devant une table, ma maman me propose de m'asseoir pendant qu'elle part chercher notre repas.

Elle me quitte et d'un seul coup, je ne peux plus bouger. Une contraction me saisit violemment. C'est tellement soudain.

Oh non pas ça.

Tout va très vite dans ma tête. Je pense à mille choses en même temps.

Et si ça recommençait ?

Et si je perds le bébé ?

C'est de ma faute, nous n'aurions pas dû faire autant de voiture.

Que dois-je faire ?

Rentrer chez moi et me reposer ?

Ou aller encore consulter ?

Heureusement, je suis dans un hôpital !

Mon sourire s'est volatilisé. Ce moment qui me réjouissait tant est en train de tourner au vinaigre.

Je suis replongée quelques semaines auparavant.

Ces douleurs sont devenues coutumières.

Je suis immobile. Je reste assise, une main tient ma tête, et l'autre mon ventre.

Une dame et un monsieur sur la table voisine me jettent des coups d'œil réguliers. Ils ont dû constater que quelque chose n'allait pas.

Mais j'ai horreur que l'on me regarde comme cela. Je ne sais pas pourquoi, mais je voudrais que personne ne me voit. Je suis très gênée que l'on me voit souffrir. Moi qui aime rester discrète, je crois que c'est fichu.

Ma mère revient. Elle me parle. Mais je suis comme dans une bulle. Je vois l'agitation tout autour mais moi je suis centrée seulement sur moi et ma douleur.

Je dois arrêter d'y penser et commencer à manger.

Peut-être que ça ira mieux après. Alors je me force. Je prends mon sandwich mais il me dégoûte. Je n'ai plus faim du tout. Ces contractions m'ont coupé l'appétit mais je commence à grignoter quelques bouchées. Je fais semblant. Faire semblant que je vais mieux devient mon objectif.

Je me dis que cette douleur va bientôt partir vu que je suis au repos.

Mais arrive le moment où la dernière bouchée est arrivée. Elle n'arrive pas à franchir ma gorge.

Avoir un nœud dans la gorge est une expression fort appropriée dans mon cas et qui résume à merveille mon état du moment.

Je commence à transpirer. J'ai mal. Je n'arrive même pas à me tenir droite sur ma chaise. Les douleurs me saisissent. Je me sens un peu mieux en me courbant.

Ma maman lève des yeux inquiets vers moi :

> — Ça ne va pas ?

Non ça ne va pas. On prend la décision de rentrer.

Je ne peux pas marcher, je suis bloquée.

> — Je vais chercher un fauteuil roulant et j'irai chercher la voiture.

Oh non pas ça.

> — Mais non, tout le monde va me regarder.

> — Mais on s'en fiche. Tu ne marcheras pas. Je reviens.

Ma maman se lève et elle part à la recherche de la chaise roulante.

Elle est comme un poisson dans l'eau. Elle semble si à l'aise dans ce milieu, alors que moi, il me glace.

Un mélange de sentiments s'entremêle dans mon cerveau. Tout est contradictoire dans mon esprit.

Je ne veux pas que l'on me regarde, je me sens gênée. J'aime passer discrètement et là avec ce fauteuil roulant, je risque de ne pas passer inaperçu.

Mais je me sens incapable de marcher. Mon ventre est si douloureux.

Et ce couple qui me regarde sans arrêt. Ce regard est pourtant bienveillant. Mais il m'embarrasse au plus haut point. Je voudrais être une petite souris.

Je ne veux pas gémir malgré la douleur. Je dois me contenir, je me contrôle fort.

Et pourtant, si j'étais seule, je m'affalerais à même le sol. Seule cette position me fait rêver.

Je commence à gesticuler sur ma chaise car cela commence sérieusement à devenir très inconfortable.

Et soudain, je la vois. Elle arrive tel un chevalier à ma rescousse. Ma maman s'avance vers moi avec mon carrosse.

A cet instant, je suis heureuse qu'elle soit allée chercher ce fauteuil.

Elle l'avance vers moi. J'arrive à me tenir debout pendant les quelques secondes nécessaires au transfert.

Je m'enfonce dans ce fauteuil. C'est agréable.

Nous nous en allons vers la sortie.

Les gens continuent de s'adonner à leurs occupations.

Quoi de plus normal que de traverser un hall d'hôpital en fauteuil roulant. Cela semble être plutôt commun.

« Se faire autant de tracas pour si peu Marion, c'est si futile. »

Ma maman me laisse dans le hall de l'hôpital et elle court chercher la voiture qui est garée trop loin pour moi.

J'ai peur que l'hématome ne s'aggrave. Les mots de la gynécologue résonnent en moi :

« L'hématome a grossi ».

Ma maman revient vite. Elle stoppe la voiture devant le hall et elle vient me chercher. Elle approche le fauteuil le plus près possible de la voiture et elle m'aide à m'installer sur le siège avant.

Elle ramène le fauteuil roulant à l'accueil et elle est de retour près de moi rapidement.

Je décide d'allonger le siège le plus possible. Et là, la douleur s'apaise tout de suite. Je suis tout à coup plus rassurée.

J'ai compris.

Il faut vraiment que je reste allongée. Je me sens beaucoup mieux.

Nous rentrons à la maison et je m'installe directement dans le canapé.

Ma chère maman me rapporte mon sandwich sur un plateau. Je ne mange pas tout mais cela me fait du bien.

Les douleurs cessent dans l'après-midi.

En soirée, j'ai envie de faire pipi. Je me lève. Je fais les quelques pas qui me séparent des toilettes. Je fais mes petites affaires et je ressors toute contente.

Comme je me sens bien, je décide de rejoindre ma fille et ma maman dans la cuisine pour être plus proches d'elles.

Je m'avance vers le tabouret de l'îlot de notre cuisine. Je voudrais m'y assoir pour les contempler en train de cuisiner.

Mais la joie est de courte durée. Les contractions réapparaissent instantanément.

Je n'ai pourtant fait que quelques pas.

Mon ventre se met à durcir. Les douleurs me saisissent. La peur revient.

Ma maman me conseille d'aller me rallonger.

Je m'exécute.

Que pourrais-je faire d'autre ?

Et comme par magie, la douleur diminue dès que je suis allongée.

Elle finit même par prendre congé. C'est incroyable. Le corps est fascinant.

Quant à ma maman, je profite d'elle encore deux jours avant son départ.

Merci à elle pour son assistance.

Les jours qui suivent se ressemblent malgré une différence de taille.
Je ne subirai plus de contractions douloureuses.

Tomber comme un couperet

Le 4 mars, j'ai de nouveau une consultation avec Madame Caro.

J'y vais seule. Ma maman est repartie chez elle et mon mari travaille.

Je me sens capable d'y aller en solitaire.

Je retourne dans l'hôpital de la dernière fois où elle m'avait annoncé l'augmentation de l'hématome.

Elle m'accueille dans la pièce et dans un premier temps nous discutons. Rapidement, je pars m'installer sur la table où elle m'ausculte.

La bonne nouvelle tombe enfin. L'hématome sous-chorial est quasiment résorbé. Il est passé de dix à cinq centimètres et demi.

Je suis si contente. Je vais pouvoir reprendre une vie normale.

Elle continue l'inspection.

Elle s'attarde sur notre bébé.

Son appareil échographique n'est pas des plus récents mais elle détecte une dilatation pyélique bilatéral à cinq millimètres des reins du bébé.

Hein ? C'est quoi ce charabia ?

Qu'est-ce qu'il y a encore ?

Pour faire plus simple, la pyélectasie bilatérale est une dilatation anormale du bassinet qui se trouve à l'entrée des reins où se collectent les urines.

La gynécologue ne me donne pas tellement de détails et je ne pose pas trop de questions non plus.

Elle me dit simplement que je vais devoir me faire suivre pour contrôler les reins du bébé.

Aucun problème, je le ferai.

Par ailleurs, elle m'annonce qu'elle quitte l'établissement. Elle ne pourra donc plus faire mon suivi, ni même m'accoucher. Elle part début juillet.

Sur l'instant, je suis déçue mais à bien y réfléchir, cela ne change pas grand-chose. `

Je serai seule pour accoucher, quoiqu'il en soit.

Pour l'heure, il est temps de rentrer chez moi.

Les jours suivants, nous recevons une convocation par courrier à notre domicile.

Nous avons rendez-vous avec un généticien le 25 mars 2015.

C'est le protocole lorsqu'une anomalie est détectée.

Cette dilation des reins peut avoir un lien avec un problème chromosomique.

Nous nous y rendons avec mon mari à la date prévue.

L'entretien se passe bien et le docteur est agréable.

Il nous pose un tas de question sur nous, notre famille et nos antécédents.

La clarté nucale est bonne. Le reste de la morphologie fœtale est sans particularité. Quoiqu'il en soit, il est dans l'obligation de proposer la réalisation d'un caryotype fœtale anténatal par le biais d'une amniocentèse. Le risque d'anomalie chromosomique est faible mais possible.

Le risque de cet examen est la fausse couche à moins d'un pour cent.

Il nous explique qu'il y a trois catégories de couples.

Les très anxieux qui veulent réaliser cet examen immédiatement.

Les moyennement inquiets qui se contentent d'un suivi échographique renforcé à raison d'une consultation échographique une fois par mois. Et qui demanderaient l'amniocentèse seulement si des signes associés apparaissaient ou s'il y avait une majoration des images déjà observées.

Et enfin les couples qui ne demandent pas cet examen car quel que soit le résultat, ils prolongeraient la grossesse même en cas de pathologie grave repérée en anténatal.

Moi et mon mari faisons partis du deuxième groupe. Nous décidons pour le moment de réaliser des échographies tous les mois.

Le généticien nous informe que si cette anomalie persiste pendant toute la grossesse, un contrôle sera réalisé sur notre bébé à sa naissance puis à ses un mois de vie.

L'entretien touche à sa fin et nous rentrons chez nous.

Le 8 avril, je retourne en consultation pour le contrôle échographique mensuel.

Le bébé va bien mais les reins restent dilatés.

On me reparle de l'amniocentèse.

Je ne veux pas. Pas encore. Nous verrons au prochain rendez-vous.

Je suis d'avis que plus je retarde cet examen et moins il y a de risques pour le bébé. Même si le risque de fausse couche est faible, je suis seulement à six mois de grossesse.

Entre trois et six mois, nous parlons de fausse couche tardive et au-delà de six mois, il est question d'accouchement prématuré.

Je veux qu'il reste un maximum à l'intérieur de moi en sécurité.

Il y a quelques semaines, il n'était pas vraiment en sécurité dans mon ventre.

Ou du moins, tout dépendait de moi. J'ai dû rester très sage pour le protéger.

Et cette amniocentèse m'effraie davantage pour le risque d'accouchement prématuré que pour la lecture génétique.

Je ne pense pas que mon enfant ait un souci génétique. J'en suis intimement convaincue mais dans ces circonstances, il y a des tonnes de facteurs qui vous font réfléchir.

Vous avez tendance à écouter plus votre cerveau que votre cœur.

Et si je ne fais pas l'amniocentèse et qu'à la naissance notre enfant est trisomique ?

Il a fallu que l'on se pose la question avec mon mari.

Les docteurs vous demandent ce que vous ferez si notre bébé est atteint d'un trouble quel qu'il soit.

Nous avons dû l'évoquer avec Julien.

C'est difficile de se positionner sur quelque chose qui n'est même pas confirmé.

Parfois, la balance penche vigoureusement d'un côté car le cœur a ses raisons que la raison ignore.

Mais j'imagine que la décision que l'on pense prendre avant un diagnostic et la décision que l'on prend réellement après la pose d'un diagnostic doit certainement évoluer.

Quelle finalité choisit-on ?

On ne le saura jamais.

Le cul entre deux chaises

Le 12 mai 2015, nous avons comme prévu une énième échographie.

Je suis à trente semaines d'aménorrhées et deux jours.

Nous retrouvons le gynécologue qui avait découvert le décollement décidual de l'œuf, Monsieur Assur.

Il pratique l'échographie sans un mot.

Après l'examen, nous nous asseyons à son bureau et il nous informe qu'il n'a pas trouvé d'éléments morphologiques particuliers en dehors de la persistance d'une dilatation pyélique bilatérale mesurée à neuf millimètres.

Le parenchyme rénal présente un aspect satisfaisant et la vessie a un aspect habituel de réplétion et de vidange.

Nous avions décidé d'attendre l'échographie des trente semaines d'aménorrhées pour, en cas de persistance des images rénales, décider de la réalisation d'un caryotype.

Le gynécologue nous pose la question.

Oui ou non décidons-nous de pratiquer cette amniocentèse ?

Nous nous regardons avec mon mari.

Même si j'ai la sensation qu'il n'y a rien, je veux réaliser cet examen pour enfin profiter pleinement de la fin de ma grossesse.

Mais nous lui posons la question :

    — Vous le feriez vous ?

    — Je ne peux clairement pas répondre à votre question. Cela est très personnel. Il est vrai que l'examen du bébé ne révèle rien d'alarmant. Il n'y a pas de facteurs aggravants supplémentaires mais même si le risque d'anomalies chromosomiques est faible, il existe. Donc pour certains couples, l'amniocentèse permet d'être rassurés.

Je regarde mon mari. Et je sens son approbation.

Nous sommes sur la même longueur d'ondes.

Je veux pratiquer cet examen.
Il programme alors la réalisation de l'amniocentèse pour le 21
mai 2015, soit dans neuf jours.

Semer le doute

21 mai 2015.

C'est le jour J.

Avant de me rendre au rendez-vous, je me lave de la tête au pied à la Bétadine. Pendant ce temps, Julien, qui a pris sa matinée, emmène Line chez sa nounou.

Une fois prête, nous nous rendons tous les deux à l'hôpital. Nous sommes bien accueillis et nous sommes dirigés dans une salle où sera réalisé l'examen.

Je ne ressens rien de particulier. J'ai entendu ou lu beaucoup de choses sur l'amniocentèse.

Je me ferai mon propre avis.

Il y a au moins trois personnes au départ dans la pièce. Tout le monde semble détendu.

On me tend une blouse, une charlotte et on me désigne la cabine de la transformation.

Je me déshabille et j'enfile mon déguisement. Julien se tient derrière le rideau.

Pendant quelques secondes, mon cœur s'emballe. Un petit coup de stress m'envahit.

Mais je respire longuement, mon pouls se calme et je quitte ma cabine.

On me désigne le lit où je dois m'installer.

Je n'aime pas m'allonger sur le dos. Cette position me rappelle certaines situations désagréables déjà vécues.

Il y a pleins de petites choses que je ne savais pas avant d'être enceinte. Ces petits inconforts qui vous agrippent, sans gravité bien-sûr mais qui vous déstabilisent car vous ne les comprenez pas.

Je me souviens la première fois où j'ai ressenti cette chose.

Je me rendais à la deuxième échographie de ma fille. Mon mari m'accompagnait. Je m'étais allongée sur le dos et la gynécologue avait commencé l'examen.

Tout à coup, j'avais commencé à me sentir mal.

Une sorte de malaise accompagné de nausées avec la tête qui tourne. Je transpirais.

J'avais du mal à bien respirer. Je commençais à gesticuler mais je n'osais rien dire à la gynécologue. Elle galérait depuis un moment pour découvrir le sexe de notre bébé qui faisait le coquin.

Malgré notre désir de ne pas connaître le sexe, la professionnelle était obligée de le savoir afin de le noter dans le dossier.

Alors j'essayais d'être très sage pour que tout se termine au plus vite.

Tout à coup, j'avais cru vomir et sans me regarder, l'échographe m'avait dit :

    — Vous ne vous sentez pas bien hein ?

    — Oui, je ne sais pas ce qui m'arrive.

    — C'est rien. C'est normal. Tournez-vous sur le côté gauche.

C'était comme si, allongée sur le dos, on m'avait obstrué la bouche et le nez pour respirer. Une sensation d'évanouissement.

Mon dieu que c'était désagréable !

Je m'étais tournée sur le côté gauche et comme par magie, j'avais senti la vie revenir en moi. Les nausées avaient disparu aussitôt et ma respiration était redevenue normale.

    — Ça va mieux là, hein ? m'avait-elle affirmé sans même me regarder. Les malaises sont dus à la compression de la veine cave inférieure à cause du poids de l'utérus. C'est un gros vaisseau situé à droite derrière l'abdomen.

Ceci explique cela !

Alors lorsque j'entends que l'on me parle de m'allonger sur le dos pour l'amniocentèse, cela ne m'emballe pas des masses !

Mais d'abord, je m'assieds sur le lit. On demande à mon mari de quitter la pièce. Il m'embrasse. J'aurais aimé qu'il reste près de moi mais c'est interdit par le règlement.

Je reconfirme que nous ne souhaitons pas connaître le sexe même si cela est bien stipulé dans mon dossier médical.

Et tout ce petit monde s'affaire autour de moi.

De mon point de vue, je les observe.

Elles sont quatre femmes dans la pièce.

Tour à tour, elles se lavent les mains et avant-bras avec la plus grande minutie.

Elles s'ornent de leurs habits de travail. Elles enfilent une blouse bleue, une charlotte, des gants en latex, un masque recouvrant leur nez et leur bouche.

Elles sont prêtes. Elles arrivent vers moi.

Je m'allonge. Elles me proposent de me mettre sur le côté si à tout moment la position sur le dos est trop pénible.

Cool !

Je ne me rappelle pas ce que faisaient les deux femmes sur ma gauche car toute mon attention a été redirigée vers les deux autres femmes situées sur ma droite.

Celles qui auront un lien direct avec mon corps.

Tout d'abord, l'une d'elle, commence l'échographie pour déterminer la position de bébé et savoir où piquer l'aiguille sur mon ventre.

Elle m'explique avoir du mal à trouver un espace assez grand pour prélever le liquide amniotique car je suis bien avancée dans ma grossesse pour faire cet examen.

Notre bébé est déjà bien gros et il prend beaucoup de place.

Après de nombreuses minutes, elle détermine le lieu idéal sur mon ventre. Cela sera en haut à ma droite.

La deuxième femme entre alors en scène.

Elle désinfecte la zone méticuleusement où je serai piquée.

Elle approche sa longue aiguille de la zone fixée. Elle l'insère doucement dans mon ventre. L'aiguille s'enfonce avec une aisance remarquable.

Mais le bébé bouge alors elle retire l'aiguille rapidement sur ordre de la femme qui surveille l'écran échographique.

On patiente très peu et elle réinsère l'aiguille.

Soudain les deux femmes se regardent et elles rigolent quelques secondes.

Je ne comprends pas mais cela m'est égal car le malaise commence. Je sens alors en parallèle, une drôle de sensation, comme une pression ou plutôt un tiraillement appuyé.

Je regarde vers la piqûre et je vois que la femme prélève du liquide amniotique avec la seringue. Lorsqu'elle a la quantité nécessaire, elle retire l'aiguille.

Elle me signale que c'est terminé.

Elle me conseille de me mettre sur le côté. Quel bonheur. L'effet est instantané.

Une femme sur ma gauche me propose un jus de fruit. Cette proposition m'enchante.

Cette boisson me désaltère tellement.

La femme de l'échographie s'approche de moi :

> — Nous avons rigolé tout à l'heure car notre aiguille s'est retrouvée juste au-dessus de son zizi. Nous sommes désolées.

Je souris.

Mécaniquement.

Je ne vois pas tellement ce qu'il y a de drôle. Elles ne pratiquent pas cet examen pour la première fois j'imagine.

Je ne réalise pas qu'elle vient de me dévoiler le sexe de notre enfant.

Sur le moment, je suis persuadée que le mot « zizi » est associé aux deux sexes pour elles.

Mais plus tard, dans les heures à venir, je comprendrais que c'est inévitablement un garçon.

Qu'est ce qui aurait bien pu faire rire ces deux femmes ?

Et oui ! De voir une aiguille à proximité d'un pénis.

Si ça avait été une fille, elles n'auraient pas ricané.

Mais bizarrement, je me mentirai un peu à moi-même jusqu'à la naissance pour garder cette pseudo-surprise jusqu'au bout.

Mais je ne parlerai pas de cette séquence à mon mari. Il n'est pas question de lui gâcher la fête. Il ne voulait pas connaître le sexe alors je ne lui dirai rien.

Et à bien y réfléchir, elles n'ont pas affirmé que c'était un garçon.
Après avoir avoué leur secret, elles font entrer mon mari.
Je m'assoie, sûrement trop vite, et alors mon monde se met à vaciller.
Une des femmes le voit à mon visage et me dit de me rallonger et d'attendre un peu.
Lorsque ça va mieux, je me lève et je retourne mettre mes habits de ville.
En quittant la cabine, nous apprenons que les résultats seront là au bout de trois semaines.
Il me faut du repos pour la journée et ensuite je pourrai reprendre mes activités quotidiennes.
Nous quittons cet établissement.
Les résultats ne mettront pas trois semaines à arriver.
Je reçois un appel environ dix, quinze jours plus tard. Une femme me fait part de la bonne nouvelle.
Le caryotype est parfait.
C'est une page qui se tourne et je vais pouvoir me consacrer pleinement à la naissance de notre enfant.
Je veux réussir la naissance de ce bébé.
Je mettrai tout en œuvre pour essayer de vivre l'accouchement dont je rêve.
Ou du moins m'en approcher le plus possible.

Pas tombé dans l'oreille d'une sourde

Ma plus grande crainte ?

Etre à nouveau déclenchée pour cette seconde grossesse. Je ne veux pas revivre cette expérience traumatisante.

Alors je me concentre sur moi, mon corps et mon bébé.

Au premier accouchement, mon corps ou ma tête a cafouillé. Ou les deux peut-être.

Je décide de me prendre en main et de m'écouter.

Je lis beaucoup de choses sur les manières naturelles d'aboutir à un accouchement spontané.

Et je retiens ce qui me parait le plus intéressant et surtout le plus crédible.

Pour commencer, je fais régulièrement du ballon. Je pose mon derrière sur cet énorme ballon et je me déhanche. Cela ne m'a jamais procuré un bien-être particulier mais il parait que cela est favorable pour le bassin.

Une copine me parle aussi d'homéopathie pour préparer à la naissance. Je prends note de ce qu'elle a fait pour son premier accouchement et je reproduis l'expérience.

A compter de la trente-sixième semaine d'aménorrhée, je prends divers granules.

J'ai un planning très précis.

Le caulophyllum aide le col à se dilater et à rendre les contractions bien efficaces.

L'actea rocemosa lutte contre l'angoisse, la peur d'accoucher et aide à la dilatation.

L'arnica montana permet une meilleure cicatrisation.

Le gelsemium prépare également le col.

C'est un sacré programme et j'imagine le scepticisme pour certains. L'homéopathie n'a pas toujours bonne presse.

Cela peut paraitre inutile si l'on considère que c'est une « médecine » placebo.

Mais rien ne m'inquiète plus que d'être encore assistée pour accoucher.

Je ne me sens pas femme.

Ne pas réussir à mettre mon enfant au monde seule est difficile à accepter.

J'ai accepté l'aide des forceps.

Mais que la machine ne se mette pas en route, cela je ne l'accepte pas. Je ne me le pardonne pas.

Certes, notre petite fille est sortie mais je ne suis pas parvenue à le faire toute seule.

J'ai manqué à mon devoir.

Sans la médecine et le personnel, je n'aurais jamais réussi.

Alors oui, ce qui compte pour moi aujourd'hui c'est de tout mettre en œuvre pour que mon corps se mette en action tout seul.

Donc si l'homéopathie peut m'aider, que ce soit aider mon corps ou aider ma tête, c'est l'essentiel.

Le 04 juillet 2015, je suis à trente-huit semaines d'aménorrhée. J-24.

Je suis en forme, j'ai pris onze kilogrammes. La fin de ma grossesse est un petit bonheur.

Je ressors mon guide du massage du périnée. Il est si précieux pour moi.

Je me masse le périnée presque tous les jours. Masser ce tissu muqueux l'aide à se détendre et je veux éviter au maximum qu'il ne se déchire.

Le rituel reprend.

Je vais uriner, je me lave les mains et je m'accroupis dans la salle de bain. J'ai de l'huile prévue à cet effet.

Et les exercices commencent.

Je pratique le massage externe, le pouce à l'intérieur du vagin jusqu'à la première jointure du pouce et j'effectue des mouvements circulaires de trois à neuf heures.

Ensuite, j'insère le pouce entier et je procède aux pressions, étirements.

Ce sont les massages internes.

Ce sont eux les plus désagréables.

Une sensation de vouloir aller à la selle, une espèce de douleur légère mais sournoise qui fait palpiter le cœur plus fort.

Pourquoi s'infliger cela ?

Le guide l'explique très bien.

Cela limite les déchirures périnéales grâce à l'augmentation de l'élasticité des tissus. Et cela inhibe notre réflexe défensif qui freine la progression du bébé.

Ce sont pour moi les deux principaux rôles de ces exercices mais il y a d'autres bienfaits.

Cela permet d'avoir conscience et connaissance de toute la zone.

Les touchers vaginaux sont moins désagréables car la femme peut davantage se relâcher au moment d'un examen gynécologique.

Ces massages sont aussi bénéfiques pour ma cicatrice. La masser permet de l'assouplir.

Cela ne peut pas me faire de mal.

Les jours passant, j'ai de plus en plus de contractions mais non douloureuses.

Je décide de rédiger un projet de naissance.

Il paraît que cela se fait. Certains membres hospitaliers m'en avaient fait part lors de nos échanges.

Je ne comprenais pas vraiment l'intérêt pour ma fille.

Surtout pour un premier enfant.

Je pense que la première fois, on a des désirs, des souhaits, des exigences un peu précis mais n'ayant jamais connu cette expérience, on peut vite déchanter.

Je n'aurais jamais pensé vivre cette histoire pour ma fille donc si j'avais écrit un projet de naissance, il aurait été à mille lieux de mes envies.

Mais aujourd'hui, je suis dans un autre état d'esprit pour ce deuxième enfant.

Tout ceci est peut-être un peu niais mais je n'aurais aucun regret sur ma volonté à essayer de garder le contrôle.

Et puis ce bout de papier va me permettre de dire toutes les choses qui me tiennent à cœur et de ne rien oublier :

« 2ème grossesse

Bonjour à l'équipe médicale,

Suite à mes rendez-vous gynéco auprès de plusieurs Sages-Femmes et grâce à leurs conseils et leur écoute, je couche sur papier les angoisses qui m'accompagnent pour ce deuxième accouchement.
Résumé du premier accouchement :
Déclenchement 9h00 le 6.11/12 à J+ 5 et accouchement le 7/11/12 à 04h55
Utilisation spatules car ma fille était bloquée (= bébé « rêveur » et 4 kg)
Episiotomie et déchirement complet jusqu'à l'anus
Gros hématome et perte de sang assez importante
Retour à la maison :
Infection de l'hématome
Allergie aux fils
Cicatrisation qui a pris 5 mois

En résumé, j'angoisse par rapport à l'expulsion du bébé et les suites post-accouchement qui ont laissé quelques traces physiques et psychologiques.
Pour cela, je me permets de vous demander votre aide et votre accompagnement pour ce deuxième accouchement, à savoir :
Me dire comment se positionne bébé avant la naissance (s'il regarde le sol ou le plafond)

Ne pas m'injecter de morphine (très malade pour mon premier accouchement)

Me conseiller pour les doses de la péridurale

Je vous laisse juge en fonction du déroulement de l'accouchement en ce qui concerne le besoin ou non de l'épisiotomie ou de laisser déchirer (c'est ce que j'appréhende le plus) afin que cela se remette au mieux.

Mais je ne souhaite pas avoir d'épisiotomie pour rectifier l'ancienne cicatrice qui n'est pas belle, si tout se déroule sans déchirure ou épisiotomie (comme on n'avait pu me le proposer)

Et enfin, serait-il possible si j'ai des points de suture, d'avoir des soins lors de mon séjour à la maternité + une prise de sang pour l'anémie si perte de sang.

Cela a été absent pour mon premier accouchement et j'ai eu beaucoup de mal à remonter la pente ensuite pendant des mois.

Je vous remercie pour votre lecture (en espérant avoir été claire) et je vous remercie par avance pour votre accompagnement.

Marion »

J'insère cette lettre avec les autres documents demandés par l'hôpital dans mon trieur pour mon séjour à la maternité.

Coucher mes maux sur papier a calmé mes craintes.

Le 9 juillet, j'effectue de nouveau une échographie pour surveiller les reins de notre bébé.

Il y a toujours une dilatation modérée à huit millimètres.

Il faut poursuivre le suivi et attendre la naissance.

Le poids du bébé est estimé à trois kilogrammes quatre cents.

Et la sage-femme me propose, si le col est favorable de décoller les membranes à ma visite du 20 juillet.

Elle doit aussi lire dans mon regard que je n'espère pas en arriver là.

Alors elle me donne un conseil :
— Buvez du thé avec des feuilles de framboisiers sauvages à raison de trois tasses par jour.
Son conseil n'est pas entré dans l'oreille d'une sourde.
Parait-il que ces feuilles aident à la préparation de l'utérus pour l'accouchement grâce à une molécule présente dans les feuilles.
Ce n'est que du thé donc allons-y !
Je poursuis donc la fin de ma grossesse en suivant mes règles de bonnes conduites.
Je me sens bien. Je ressens juste parfois des douleurs très intenses au niveau de l'os du pubis.
C'est une douleur vive et soudaine. Mais au bout d'un temps, elle repart comme elle est arrivée.

En avant Guingamp

Le dimanche 12 juillet 2015, la sonnerie retentit dans ma maison.

Nous n'attendons personne !

J'ouvre la porte.

Mes parents sont là, sourires aux lèvres !

Ils nous font la surprise d'être auprès de nous.

Ils ont trouvé une petite location de vacances tout près de chez nous.

Le souhait le plus cher de ma maman serait que j'accouche cette semaine-ci.

Mais c'est quinze jours avant mon terme !!

Alors pour une fille qui a été déclenchée à J+ 5 la première fois, je n'ose même pas imaginer accomplir le rêve de ma maman.

J'aimerais tellement leur faire ce magnifique cadeau. Mais on ne choisit pas ces choses-là. Nous verrons bien.

Je suis si heureuse de les avoir prêts de moi pour cette belle semaine en perspective.

Le 14 juillet au soir, mes parents font une sortie tous les deux. Julien, Line et moi-même sommes invités chez des amis pour un repas.

Il fait beau, chaud et nous mangeons en terrasse.

C'est un moment fort agréable. Je me sens bien et je passe une délicieuse soirée.

Le lendemain matin, nous sommes mercredi. Il est programmé que Line passe la journée chez sa nounou. Je la dépose et nous profitons de cette journée pour flâner en ville avec mes parents.

Nous faisons les boutiques et vers onze heures et demi, je suis prise de quelques nausées.

J'ai très faim. Nous nous arrêtons dans une crêperie pour se restaurer.

Quelle extase de manger. Je me régale.

Après cet exquis déjeuner, je me sens nettement mieux même si la sieste me fait de l'œil assidûment.

Vers quinze heures, je quitte mes parents afin de récupérer ma fille.

En quittant le centre-ville, je m'arrête voir des collègues de travail.

Nous discutons un peu et l'une d'elles me lance :

> — Tu ne vas pas tarder à accoucher, non ?
>
> — Je ne sais pas, j'ai vraiment l'impression que cela n'est pas près d'arriver.

Après cette courte entrevue, je rentre chez moi avec ma fille que j'ai récupérée chez la nounou.

Nous devons nous revoir le vendredi avec mes parents. Ils veulent faire une grande randonnée le jeudi mais je ne me sens pas en condition pour mettre mes chaussures de marche !!

La soirée se passe tranquillement.

Nous dînons avec Line et Julien.

Lors du repas, quelques contractions légèrement douloureuses apparaissent. Même si je les attends avec impatience, je ne prends pas ces contractions au sérieux.

C'est sans doute un faux-travail.

Nous couchons notre fille et nous nous installons devant le téléviseur.

Je me souviens encore de ce que nous regardions ce soir-là.

Je ne dis rien à mon mari. J'ai tellement peur de me réjouir pour rien. Je me dis même que cela pourrait me porter la poisse de lui en parler.

Superstition idiote !

Je ne suis pas du tout attentionnée à ce que l'on visionne. Je regarde juste l'heure à chaque fois que mon ventre se contracte.

Mon esprit est en balance. J'y crois et je n'y crois plus.

Des lors que la contraction disparait, j'espère que la suivante arrivera.

Moi qui n'ai pas connu l'accouchement spontané, je ne sais pas juger si c'est le grand départ ou non. Et puis, mes contractions sont irrégulières.

Par mesure de sécurité, j'envoie un message à mes parents en leur demandant de garder leur téléphone allumé près d'eux pour la nuit.

Vers vingt-trois heures, l'émission est terminée. Nous allons nous coucher. Pendant une heure, je me tourne et me retourne sans arrêt dans le lit.

Je ne suis pas bien.

Julien s'endort rapidement. Il va pouvoir récupérer et être frais comme un gardon si je suis amenée à le réveiller.

A ce moment, je sens que ces contractions vont me persécuter une bonne partie de la nuit. De quoi laisser le temps à mon mari de dormir.

Je descends et je m'installe dans la chambre du rez-de-chaussée.

J'allume la lampe et je m'allonge sur le lit.

J'ai tout essayé.

Aucune position allongée ne me convient. Et il m'est impossible de dormir entre chaque contraction. Elles se font sentir environ toutes les neuf-douze minutes.

Je suis incapable de m'endormir pendant les intervalles de répit.

Je me sens en connexion avec ce bébé.

Alors pendant plusieurs heures, je mets à exécution la technique de respiration que j'ai apprise pour accompagner la contraction lorsqu'elle arrive.

C'est un vrai travail d'équipe. Je ne dois pas louper le début de la contraction.

Dès lors, je commence une grande inspiration et j'expire tout au long de la douleur pour l'accompagner. Sans vouloir me lancer des fleurs, je ne me débrouille pas si mal.

Vers trois heures du matin, je retourne à l'étage où je me réfugie dans la salle de bain.

C'est si étrange.

Ce calme absolu.

On a l'impression que chaque mini bruit fait un boucan d'enfer.

Je décide de me faire couler un bain. Ce fameux bain que j'idéalisais. Je peux le faire !

Je suis chez moi, dans mon monde, au milieu de mes repères, seule avec mon bébé. Malgré la douleur, il y a un côté presque magique.

J'ouvre le robinet d'eau chaude et je patiente que la baignoire se remplisse en gérant les contractions qui viennent me déranger.

J'ai l'impression que je vais réveiller ma fille et mon mari qui sont dans les pièces voisines.

J'imagine Julien débouler et me demander ce que je fabrique à trois heures du matin.

Mais non, il ne viendra pas. Julien a un sommeil de plomb.

Je m'engouffre dans cette eau chaude et enveloppante. Il en faut de l'eau pour recouvrir une bonne partie de mon bidon. C'est si apaisant.

Et ce silence !

Seul le bruit d'une goutte d'eau qui s'échappe du robinet à un rythme régulier perturbe cette plénitude.

Quand soudain, c'est moi-même qui rompt ce calme.

Les contractions continuent, elles sont plus cinglantes et je dois souffler fort pour les canaliser.

Elles repartent. Temps calme. Elles reviennent. Respiration renforcée. Elles repartent. Temps calme. Elles reviennent. Respiration renforcée.

Un cercle sans fin.

Après un long moment, je ne me sens plus très bien dans ce bain. Il y fait une chaleur tropicale. Et la douleur me donne encore plus chaud. Je commence même à me sentir un peu mal.

En plus, j'ai soif.

Je constate que dans le bain les contractions se sont rapprochées à intervalles de cinq minutes.

Je quitte ma baignoire.

J'ai fait ce bain ! Je l'ai fait !

Je maîtrise la situation et je gère mes douleurs.

Pour l'instant.

Avec peine, je me rhabille et je redescends. Je bois un grand verre d'eau.

La fatigue commence à se faire sentir. Je retourne donc m'allonger un peu. Mais rien n'y fait, je ne peux pas rester allongée.

Les contractions s'espacent maintenant toutes les sept à huit minutes.

Comme je n'arrive pas à trouver les bras de Morphée, je me dirige au salon pour faire du ballon.

Il est environ quatre heures quarante-cinq.

Je m'installe sur le ballon, je réalise deux beaux déhanchés lorsque je sens un ploc.

Oui un ploc !

Comment le décrire autrement. Comme un claquement. Quelque chose qui se rompt.

Je perds les eaux !

Je fonce (enfin, façon de parler) au WC.

Ce qui m'a toujours interpelé, même encore aujourd'hui, c'est que rien n'a coulé quasiment dans ma culotte pendant le trajet de mon salon aux toilettes.

Certes, il n'y a environ que cinq ou six mètres mais c'est comme si j'avais pu me retenir et larguer cette bombe juste au moment où je me suis assise sur la cuvette.

Toute la période avant d'arriver à la maternité, je n'étais alors pas sûr d'avoir perdu les eaux.

Certaines femmes le narrent de manière impressionnée. Chez moi cette étape n'a pas été des plus spectaculaire.

Tout juste un énorme pipi.

Après m'être essuyée, je monte les marches et je rentre dans notre chambre :

> — Julien réveille-toi, je pense qu'il faut partir, je crois que j'ai perdu les eaux.

Julien émerge et d'un seul coup, il est tout à fait réveillé.

Il me questionne mais c'est déjà trop de dialogue pour moi. Cela me coupe dans mon travail.

Je lui réponds seulement que j'ai veillé toute la nuit :

— Pourquoi tu ne m'as pas réveillé avant ?

Mais je ne peux plus répondre.

Depuis la perte des eaux, les contractions deviennent beaucoup plus violentes.

Je suis surprise. Je sens que cela va être plus dur.

C'était trop beau pour que j'arrive à gérer tout cela toute seule jusqu'au bout.

Mais ce sentiment s'évapore presque aussitôt qu'il est apparu.

Le sens pratique surgit dès la fin de la énième contraction.

Je dois finir de préparer mon sac pour la maternité. Cette besace doit être prête au cas où il faut partir vite. C'est stipulé dans les documents fournis par l'hôpital.

J'aurais aimé le prendre dans la précipitation ce sac la première fois. Mais non !

Tout était planifié.

J'avais un rendez-vous pour accoucher.

Rendez-vous compte !

Bel effet de surprise !

Alors pour cette seconde grossesse, je me dis que j'ai tout le temps de le boucler ce bagage.

Il est en parti terminé, mais il me manque quelques affaires.

Une des choses qui est bien prête et posée sur mon sac, c'est mon trieur.

Il contient mes documents nécessaires pour la maternité, avec en première page, mon projet de naissance.

A cet instant, je me réjouis de l'avoir rédigé car mes douleurs sont si prenantes que je ne vais pas pouvoir tenir une discussion de salon avec le personnel médical.

Je m'apprête à finir de le remplir lorsque mon mari me stoppe et m'annonce qu'il va le faire lui-même.

Je pense tout à coup à ma fille. Je dois prévenir mes parents. Je redescends.

Je prends mon téléphone et je croise les doigts pour qu'ils répondent.

Ouf, mon papa décroche.

Mon discours est très bref mais cela est déjà trop.

Je leur demande de venir maintenant car nous partons pour la maternité.

Pendant que je finis ma phrase, une contraction arrive et je serre des dents pour qu'il ne remarque pas que je souffre.

Il me parle. Pas longtemps mais pour moi c'est presque trop.

Il m'informe qu'ils s'habillent et qu'ils partent. Ils ont environ vingt minutes de trajet.

Je raccroche.

Je m'avance vers la table et je prends appuie sur le dossier d'une chaise. Ça recommence. Les bourriques sont très douloureuses.

Elles me coupent le souffle et je me revois deux ans et demi en arrière lorsque je ne gérais rien.

Le simple fait de parler m'empêche de bien accompagner les contractions.

Je suis sortie de ma bulle à partir du moment où j'ai réveillé Julien et je peine à y retourner.

Il faut dire que depuis la perte des eaux, l'intensité des douleurs est tout autre.

La cour des grands, ce n'est pas de la rigolade !

Julien descend.

Il me parle mais je voudrais qu'il devine mes pensées.

J'ai envie de lui susurrer :

« Tais-toi Julien s'il te plaît ! »

Je ne peux plus attendre. Je veux partir mais mes parents ne sont pas encore arrivés.

Julien me dit d'aller dans la voiture. Il veut laisser la porte d'entrée ouverte car pour lui ce n'est qu'une question de minutes.

C'est inconcevable ! Line ne va pas rester toute seule. C'est impossible.

Mais déjà je suis dehors.

Julien m'ouvre la porte de la voiture.

La garce !

Elle choisit pile cet instant pour me torturer.

Mon ventre est si douloureux, que le simple fait de me courber légèrement pour m'introduire dans l'habitacle de la voiture est impossible. Je respire. Mon ventre me semble peser dix kilos à lui tout seul.

Je me plie et mes fesses touchent enfin le siège.

J'ai un instant de répit et mes pensées vont vers ma fille. Je n'aime pas ça.

Que font mes parents ?

La temporalité est si différente dans la douleur.

Ses pensées externes me détournent de mon objectif et parasitent mon travail.

Je demande à mon mari d'attendre mais il me répond gentiment que mes parents ne vont pas tarder.

La voiture se met alors à rouler gentiment dans notre lotissement.

Mon mari appelle mes parents en Bluetooth. Ma maman décroche.

Je voudrais lui parler. Je me sens redevenir une petite fille qui a besoin de sa maman.

Elle a une voix posée, comme dénuée de sentiments.

Je pense qu'elle est profondément émue, mais elle garde le contrôle.

Et son assurance me rend plus forte.

Je vais accoucher et ils sont là. Ils sont près de moi.

Même dans mes rêves les plus fous, jamais je n'ai imaginé qu'ils puissent être présents le jour J.

En tant que maman, l'avait-elle senti ?

Mais encore une fois, une contraction difficile se présente.

J'ai juste envie de souffler fort comme je l'ai fait toute la nuit mais je ressens une gêne vis-à-vis de mon auditrice.

C'est idiot mais c'est une sensation bizarre de souffrir et d'entendre des gens autour de soi en parfait état de contrôle.

Je ne sais plus sur quoi ma mère ironise mais je me souviens qu'avec mon mari ils ont l'air guillerets.

C'est comme s'ils se fichaient complètement de ma douleur.

Aucune compassion !

Je sais que c'est faux et de toute façon on ne peut pas se mettre dans la peau de l'autre.

Ce sentiment me traverse seulement. C'est passager.

Je n'ai bien-sûr aucune rancune mais pendant quelques secondes, je les déteste.

Et entendre leur allégresse, ne m'autorise pas à souffler comme une bête. Je me dis qu'il faut que je souffre en silence.

Cette conversation ne dure que quelques secondes, peut-être une minute mais durant ce temps très court, toutes sortes de sentiments m'ont animée.

Et soudain, nous croisons mes parents sur la route. Je peux enfin enlever cette contrariété de mon esprit et quelques secondes plus tard, je peux de nouveaux haleter très fort.

Je cours me réfugier dans ma bulle. Je ferme les yeux.

Julien roule.

Lorsque je souffle fort, je l'entends me féliciter et me dire de continuer.

Malgré mes yeux clos, je visualise le trajet et je sais où nous nous situons. Comme j'aime regarder le paysage en voiture, je suis tentée d'ouvrir les yeux.

Une contraction approche.

Peut-être qu'observer l'extérieur va me faire penser à autre chose ?

J'ouvre les paupières.

Et soudain, je perds le contrôle.

Tout ceci est difficile à décrire mais je n'arrive plus à maitriser ma douleur.

Il y a une fuite dans ma bulle. C'est comme si la douleur s'intensifiait encore davantage.

Est-ce possible ?

Alors en quelques secondes, je referme mes paupières et je me réfugie à l'intérieur de mon corps.

Comme une protection.

J'occulte Julien pour ne faire qu'un avec mon bébé.

J'ai l'impression que mes contractions ne me laissent aucun répit.

Nous arrivons à l'hôpital. Il est presque six heures.

Pour m'éviter de marcher, Julien me laisse devant la porte des urgences obstétricales, le temps pour lui de garer la voiture.

En un clin d'œil, je suis dépotée devant cette porte close.

Je sonne :

> — Oui c'est pourquoi ?

> — Je vais accoucher !

Ce sont les seuls mots qui sortent de ma bouche ! Je n'en voyais pas d'autres.

En même temps, c'est la vérité.

Quand ? Je ne sais pas encore mais j'y travaille durement !

La porte s'ouvre.

Julien me talonne.

Et qui vois-je ?

Non, que sens-je ?

Oh non pas elle ! Je pourrais la reconnaître les yeux fermés.

Je reconnais son effluve avant son visage.

La femme à l'odeur fétide !

Elle me parle mais cela me déconcentre et je peine à lui répondre. Je m'adosse à un mur près du cabinet où elle s'est réfugiée.

C'est alors qu'elle me propose ce dont j'ai envie mais dont je n'avais pas vraiment conscience :

> — Voulez-vous aller aux toilettes ?

> — Oui, pff (expiration maximale !!)

Je n'ai pas trop à marcher, la porte des W.C est juste à côté de la porte de son bureau.

J'y entre et je m'installe sur la cuvette une fois le spasme arrêté.

Trois gouttes !

Oui, j'urine seulement trois gouttes.

Cette sensation d'avoir une envie énorme de faire pipi et finalement il n'en est rien.

Je ressors et je rentre dans le cabinet de consultation.

Elle m'ausculte et elle m'indique que je suis ouverte à quatre.

Malgré sa puanteur, elle m'annonce toujours de superbes nouvelles. Les deux fois, c'est elle qui me propose la potion magique !

— Souhaitez-vous la péridurale ?

Quelle question !

Oui, je la veux !

Nous sommes emmenés dans la même salle d'accouchement que la première fois.

Ensuite, les souvenirs sont plus flous concernant l'anesthésie.

Je me rappelle que cette fois-ci, il s'agit de deux femmes.

Contrairement à la première fois où je n'ai rien senti, je devine l'aiguille qui s'enfonce dans mon dos. Mais je ne souffre pas.

Il est sept heures lorsque la péridurale est posée.

J'éprouve toujours des douleurs très vives, intenses et rapprochées dans mon ventre.

Je n'arrive plus à retrouver cette paix avec moi-même comme à la maison.

Les angoisses me rattrapent.

Tant de souvenirs douloureux reviennent à moi.

Des douleurs et des peurs fantômes. J'ai si peur de l'extraction.

Et si je n'arrivais pas encore à sortir ce bébé ?

J'ai tellement mal.

Et les effets de la péridurale se font désirer. Après un temps qui me paraît affreusement long, mes douleurs se calment au niveau de mon ventre. Mais une douleur féroce, impétueuse et dense se manifeste dans mon pubis.

Comme si on tapait avec un marteau sur mon os pubien.

Julien est à côté de moi et il me sourit, ainsi que la sage-femme. Il me dit :

— Allez ça va allez maintenant.

J'ai envie de l'étrangler. Il ne se rend pas compte. Il ne peut vraiment pas comprendre.

J'imagine lui transmettre la douleur pour qu'il ressente ce qui me transperce le corps.

Ces douleurs que l'on ne pensait jamais ressentir. Ces douleurs qui s'invitent dans les moindres recoins du corps. Un mal que l'on ne pensait même pas possible.

Mais fidèle à moi-même, je reste mutique.

Si j'avais été seule, j'aurais hurlé de tout mon soûl.

Je pousse juste des espèces de sons très bizarres. Des gémissements que je n'avais jamais émis auparavant. Je ne peux même pas les narrer. Ils ne sont pas transcriptibles.

Ils ressemblent à des sons graves, de bêtes agonisantes.

Tout à coup, la douleur s'élargit à ma jambe gauche au niveau de ma cuisse.

Je veux me mettre sur le côté. Je ne comprends pas cette douleur. C'est étrange.

Pourquoi ai-je aussi mal dans la jambe ?

J'en fait part à la sage-femme.

Je ne sais plus ce qu'elle me répond mais je me souviens bien de son geste.

Elle me sourit en me tapotant sur le pied.

Arrêtez de sourire par pitié. Je vais vous les faire avaler ces sourires à la con !

Oui on devient vulgaire !

Mille excuses.

Et d'un seul coup, je veux pousser. Cela appuie tellement.

Oh mon dieu !

L'anesthésie n'a pas encore fait effet. Il ne doit pas sortir tout de suite. J'ai peur.

La sage-femme qui a lu mon projet de naissance est gentille et je sens qu'elle a compris mes écrits. Elle fera ce qu'elle peut pour que tout se passe bien.

Elle m'examine de nouveau et elle m'annonce que ce bébé est un petit coquin. Il est en position occipito-sacré.

J'ai un moment de panique car j'ai l'impression que tout se reproduit.

Elle me rassure :

— Ne vous inquiétez pas, on va l'aider ce petit bébé.

Encore aujourd'hui, j'avoue que je n'ai rien compris à ce qui s'est passé.

La sage-femme a mis ses doigts ou sa main (je ne sais pas) pour arriver à la tête du bébé et elle a effectué un mouvement. Notre bébé s'est retourné et il s'est retrouvé en position dite antérieure. Il regarde alors vers le sol, une position idéale pour le bébé et la maman.

Je n'en reviens pas.

La sage-femme me dit que tout ira bien maintenant.

Je n'ai jamais compris.

Pourquoi n'ai-je pas eu le droit à ce geste pour Line ?

Je ne le saurais jamais.

J'éprouve un immense soulagement et très vite je me sens mieux. La douleur disparaît subitement.

Je suis à dilatation complète mais nous devons patienter encore un peu afin que notre bébé descende bien.

Julien s'avance vers moi :

> — Et le prénom, on choisit quoi si c'est un garçon ? Louis ou Jules ?

Mais oui, c'est vrai, nous n'avions pas arrêté notre choix. J'ai un très gros penchant pour un des prénoms. Je le regarde tendrement :

> — Louis ??

> — Oui, je suis d'accord avec toi !

Nous nous retrouvons seuls quelques minutes avec mon mari. Je me sens bien à ce moment. Mais j'ai une soif immense.

Je demande à mon mari de m'apporter de l'eau. Il trouve un gobelet en plastique, ouvre le robinet d'eau froide et il m'amène le sésame.

Je savoure cette boisson. Ma soif étanchée, je me sens au top.

Et enfin, il est l'heure. Tout le monde fait son entrée en scène et se positionne à sa place.

Julien est à ma gauche. Une auxiliaire de puériculture se présente à ma droite.

Elle est douce. Au premier abord, je l'aime bien. Elle me propose sa main.

Elle a lu dans mes pensées.

C'est dingue !

J'attrape sa main. J'ai besoin de m'accrocher à quelque chose.

Il faut y aller maintenant.

Je pousse. Je sens le bébé descendre.

Je broie la main de la puéricultrice mais je m'en fiche. Après tout, elle me l'a proposé et elle ne me dit rien donc je continue. Je reprends ma respiration et je pousse à nouveau.

    — C'est bien, me dit-on.

Et la sage-femme qui me parle depuis le début m'annonce que malheureusement elle va devoir couper.

Merde !

Mais il n'y a pas le choix.

Elle se pare du ciseau. Il s'approche de l'antre sacrée.

Et « couic » !

Merde, merde et merde.

Mais pas le temps de rêvasser, il faut pousser. Il avance ce p'tit bout, avec une aisance incroyable. Je sais qu'il m'aide. Nous travaillons tous les deux. Equipe de choc !

Tout est facile, je repousse une dernière fois et il glisse vers la sortie.

C'est magique !

Il est huit heures tout pile !

Incroyable, j'ai réussi. Je suis si heureuse.

C'est un petit garçon.

Bienvenue Louis !

Il est l'opposé de sa sœur. Le contraste est frappant. Il a la peau très pâle avec très peu de cheveux.

Par contre, je le trouve aussi beau que l'était sa sœur à la sortie du ventre. Même tout visqueux !

Il est posé sur mon corps. La sage-femme propose à Julien de couper le cordon ombilical s'il le souhaite. Il n'avait pas pu le faire pour notre fille.

Julien se muni du ciseau qui lui est tendu et il pratique l'incision.

Mais en quelques minutes, tout s'arrête. Ou plutôt tout s'enchaine.

Je me sens de nouveau nauséeuse. Je ne me sens pas bien.

Et plusieurs personnes sont en face de mon vagin.

Toutes, le regardent avec insistance. Limite la bouche ouverte en forme de point d'interrogation.

Malgré mon état de malaise, je sens qu'il y a quelque chose qui ne tourne pas très rond.

Que se passe t- il ?

Une des personnes présentes commence à me dire qu'ils ont dû couper pour que Louis puisse correctement sortir.

Mais elle s'interroge sur la suture à réaliser car j'ai une grande béance.

A cet instant, pour moi ce ne sont que des mots mis bout à bout qui ne veulent pas dire grand-chose.

La sage-femme décide d'appeler le chirurgien-gynécologue Monsieur Wrong pour avoir son expertise.

Je ne réalise pas ce qui se passe. Je ne comprends rien.

Tout ce que je sais c'est que mon fils est né et que je l'ai sorti sans aide matérielle.

Comme Louis est pris en charge par un membre hospitalier, Julien décide de s'absenter quelques minutes pour annoncer la nouvelle à notre famille. Il quitte les lieux.

On continue de s'affairer autour de mon vagin, quand, j'ai une envie soudaine de dormir.

Je me sens si bien tout à coup. Je sens juste un liquide chaud qui s'enfuit de mon vagin.

J'incline ma tête sur le côté et je ferme les yeux.

Quelle plénitude ! Un délice. Un savoureux moment de douceur après un dur labeur.

Enfin du repos.

Je m'envole au-dessus de tout ce petit monde en train de s'affairer autour de moi.

Les bruits sont de plus en plus lointains. Je m'envole sur un petit nuage, c'est exquis. Je n'ai jamais ressenti un pareil état de bien-être.

Si je pouvais m'endormir aussi vite tous les soirs, cela serait le bonheur !

Mais soudain on me crie dessus en me secouant les épaules :

— Non, non réveillez- vous !! On ne dort pas ! On ne dort pas !

Hein, quoi ?

Je n'ai pas le droit de dormir ? J'ai fait une nuit blanche merde !

Je secoue la tête, comme pour me réveiller et je refais surface.

Je fais une hémorragie mais rapidement elle est stoppée.

Soudain, le chirurgien-gynécologue Monsieur Wrong entre dans la pièce. Il s'approche de moi. Il me salue.

Mon anatomie suscite les regards interloqués. Ils sont au moins cinq en face de mon organe sexuel.

L'homme m'informe qu'il va devoir regarder de plus près et m'ausculter.

Il insère ses doigts dans mon vagin et dans mon anus.

Il parle aux sages-femmes et explique comment il va falloir recoudre. Je n'écoute pas vraiment ce qu'il dit.

Je me sens mal, la nausée revient en force.

Monsieur Wrong m'annonce qu'il a fallu faire une épisiotomie au niveau de la cicatrice de mon premier accouchement. On va me recoudre mais j'aurai une béance vulvaire.

Est-ce qu'il me dit autre chose ? Je ne sais plus.

Ce sont ces informations qui aujourd'hui me manquent pour parfaire mon récit.

Mais elles me manquent à moi-même également pour comprendre. Cet homme me parle mais je ne me rends pas compte de ce qu'il me dit. Je n'entends pas, je ne comprends pas ou je ne me rappelle pas, tout simplement.

Avec le recul et tout ce qui s'est passé ensuite, j'aimerais revivre cet instant et boire ces paroles pour ne jamais oublier.

Et quelles seront les conséquences de cette béance ? Je n'en sais rien et à vrai dire, je ne me pose même pas la question sur l'instant.

Je ne pense à rien. J'ai juste une gerbe énorme.

Je constate simplement qu'il y a un truc qui cloche pour qu'on appelle cet homme.

Mais le plus important n'est-il pas d'avoir mis mon fils au monde ?

Si, je le crois.

Cet homme sort et une nouvelle femme entre dans la pièce. C'est elle, qui va me recoudre.

Pourquoi n'est-ce-pas la sage-femme qui a sorti mon bébé ?

Je crois me rappeler que la couturière est interne. Elle est jeune avec les cheveux coupés courts à la garçonne.

Elle commence le travail. Elle est agréable. Et en quelques minutes, ça y est, c'est fini.

Déjà ?

L'interne m'annonce qu'il n'y a que trois, quatre points. Elle est rassurante. Elle a fait son job et elle semble plutôt satisfaite.

Je suis contente.

Quel était le problème alors ?

Pas utile d'en faire une montagne et de débouler aussi nombreux dans cette pièce pour contempler l'œuvre d'art !

Julien revient dans la salle de naissance et il profite de son fils avec qui il pratique le peau-à-peau.

Comme pour mon premier accouchement, je ne me sens pas bien et je ne suis pas en capacité de profiter de Louis.

Un peu plus tard, Louis passe dans les mains expertes de l'auxiliaire à qui j'ai écrabouillé la main pendant l'expulsion. Il est calibré, langé et habillé. Il pèse trois kilogrammes sept cents quarante pour cinquante-deux centimètres.

J'ai l'impression que les deux heures passent à une vitesse éclair.

L'auxiliaire de puériculture qui est revenue vers moi se montre très attentionnée. Je profite de sa présence pour lui présenter mes excuses pour sa main.

Elle sourit.

Il est maintenant l'heure de quitter les lieux.

L'auxiliaire m'aide à m'asseoir. Elle approche le fauteuil roulant.

Mais je me rallonge immédiatement, j'ai le tournis. On attend un peu. On m'aide de nouveau à m'asseoir mais je me sens toujours aussi mal. Comme si j'allais perdre connaissance.
Je me sens ridicule alors je souris. Bêtement.
L'auxiliaire prend les choses en main et elle me soutient sous le bras pour faire le transfert du lit au fauteuil.
J'ai l'impression de peser une tonne. La pauvre, je ne l'aide pas du tout. Et cette nausée qui ne veut pas me laisser tranquille.
Je la déteste.
Enfin, mes fesses atterrissent sur cette assise moelleuse. Je m'habitue peu à peu à cette nouvelle position et nous quittons cette pièce.
C'est un endroit si particulier où l'on vient de vivre une seconde aventure unique.
Je m'éloigne peu à peu de ce lieu et nous foulons les couloirs.
La sensation de liberté me parcourt.
J'ai déjà vécu cette scène, non ?
Une impression de déjà vu !

Simple comme bonjour

En fin de matinée, la sage-femme qui m'a accompagnée pour la naissance de Louis fait son entrée dans ma chambre. Elle veut discuter et me donner des informations sur mon accouchement.

J'ai une petite épisiotomie et elle m'affirme que la cicatrisation devrait se faire sous quelques jours.

Malgré tout, l'équipe n'a pas pu me recoudre correctement, à cause de la cicatrice du premier accouchement.

Elle commence à me parler de ma béance vulvaire mais je suis obligée de la stopper très vite.

Béance, je saisis la notion. Vulvaire aussi, bien entendu.

Mais en quoi puis-je avoir une béance vulvaire alors que l'on vient de me recoudre ?

> — Je ne comprends pas ce que vous tentez de m'expliquer.
>
> — Je vais vous faire un dessin, cela sera plus clair.

J'ai apprécié son dessin pour assimiler ses explications. Je l'ai encore en mémoire.

Cette esquisse m'a permis de comprendre ce que j'avais réellement entre les cuisses.

C'est impossible d'expliquer un tel schéma seulement avec des mots mis bout à bout.

J'ai tenté plusieurs fois de le décrire du mieux que je pouvais, simplement en écrivant. Mais parfois rien n'est plus probant qu'un dessin.

A lui seul, il fait taire toutes les questions.

Je décide alors de reproduire très grossièrement le schéma de la sage-femme pour parfaire mon récit :

AVANT ACCOUCHEMENT
Vulve
Anus

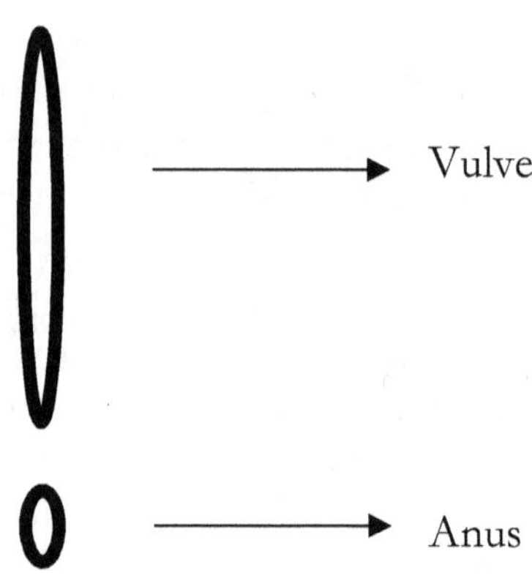

PENDANT ACCOUCHEMENT
Vulve
Episiotomie
Anus

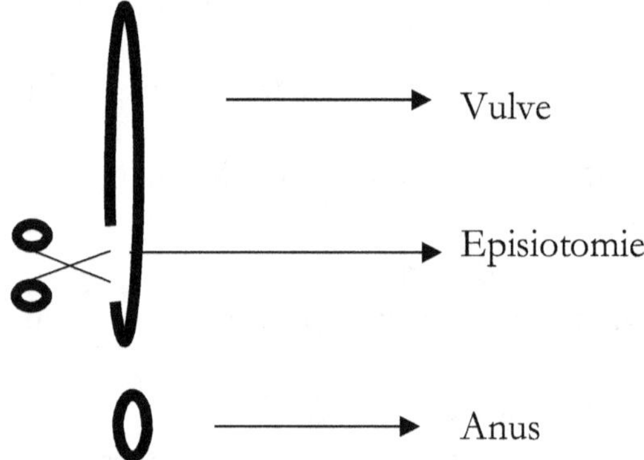

Béance vulvaire accolée à la vulve après la reprise de l'épisiotomie.
La vulve et la béance communiquent entre-elles pour laisser place à une grande cavité.

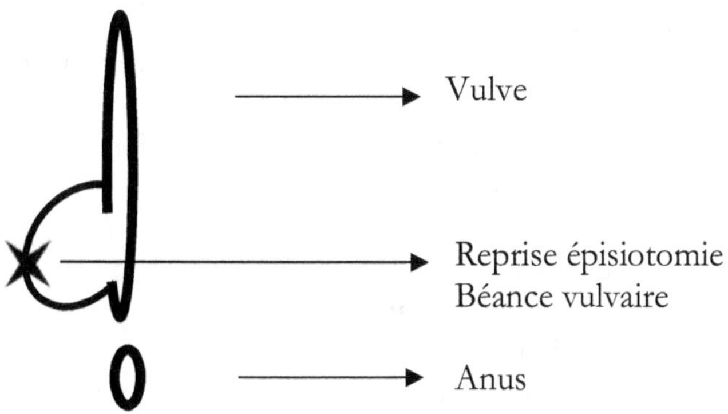

Elle finit son plaidoyer en me déclarant :
— Vous aurez juste besoin d'une petite chirurgie réparatrice pour la béance vulvaire.
Elle me balance cette phrase dont je ne mesure pas la portée.
Simple comme bonjour !
Je trouve cela rassurant.
Cette femme n'a ni l'air inquiète, ni dramatisée.
Mais pour être franche, je n'entends pas vraiment ce qu'elle me dit.
Ma seule préoccupation est de ne pas avoir de douleurs de fesses. Alors lorsqu'elle me dit que je guérirai très vite de mon épisiotomie, j'ai envie de lui dire merci.
C'est tout ce qui compte pour moi à l'heure actuelle.
Et pour le moment cela m'a l'air bien parti.
Je trouve que cette journée démarre vraiment bien.

Je viens de mettre au monde notre petit garçon et mes parents sont tout prêts de moi.

Les recevoir l'après-midi même est si bon.

Sans en avoir le pouvoir, j'ai pu leur faire un super cadeau juste au bon moment.

La suite de mon séjour à la maternité se passe relativement bien.

Outre les nuits blanches qui se succèdent et les montées de lait qui me font souffrir, je dois dire que ma vulve, mon vagin et mon utérus se tiennent à carreaux.

Je ne peux d'ailleurs pas aller les observer discrètement avec mon petit miroir de courtoisie.

Nous sommes partis légèrement dans la précipitation ce 16 juillet et cet objet précieux n'a pas été ajouté aux produits de beauté dans ma trousse de toilette.

Je n'ai donc pas pu prospecter le lieu sacré.

J'aurais pu demander à mon mari de me l'amener les jours suivants mais je ne l'ai fait.

Comme je ne souffre pas, je ne vois pas l'utilité d'aller y jeter un œil.

Mais c'est surtout parce que j'ai la trouille.

Cela a été un tel choc, après la naissance de Line, que les images sont restées ancrées dans mon cerveau.

Je préfère être chez moi et attendre le bon moment pour aller faire l'état des lieux.

D'ailleurs, le départ de cette maternité approche et il ne ressemble en rien à la première fois.

Je suis heureuse.

Seul un soupçon de tristesse me parasite.

Physiquement, je vais bien. Je ne marche pas en canard. Je ne souffre pas du sexe et notre retour chez nous se passe comme je l'ai toujours souhaité.

Apaisé.

Mais ce passé vient sans cesse me faire du pied.

Je ne l'appelle pas mais il vient à moi.

C'est comme s'il y avait deux Moi.

Deux trajectoires. Celle d'aujourd'hui et celle d'hier.

Je suis dans mon corps avec mon fils et mon mari. Nous rentrons chez nous et nous serons réunis avec notre fille. Une famille au complet.

Mais quand je regarde sur le côté, il y a cette femme qui marche à côté de moi.

Elle quitte péniblement la chambre des supplices.

Seulement deux années et huit mois séparent ces deux femmes.

C'est moi pourtant, mais je ne la reconnais pas.

La femme du passé vient sans cesse parasiter ce retour chez moi.

Comme des flashbacks.

Je profite de l'instant et d'un seul coup, une image néfaste refait surface.

Ce trajet en 2012, de la maternité à la voiture sur le parking reste un souvenir très douloureux.

Il m'a longtemps hanté.

Cette femme qui marche dans mon ombre, je voudrais l'aider, lui ôter cette douleur. Je me rappelle tellement ses souffrances. Mais parallèlement, je souhaite l'ignorer. Elle gâche mon bonheur et je désire passer à autre chose.

Mais je n'y arrive pas depuis cette révélation que m'a faite Julien.

Trois jours plus tôt, voici ce qu'il m'a raconté :

« Juste après avoir annoncé la naissance de Louis à nos parents par téléphone, je m'apprêtais à te rejoindre dans la salle de naissance. Dans le couloir, j'ai croisé le docteur Wrong entouré de plusieurs membres hospitaliers et je l'ai entendu dire au personnel :

— Qui l'a suivie pendant sa grossesse ??

Elle n'aurait jamais dû accoucher par voie basse !

Je les ai dépassés en poursuivant mon chemin et malheureusement je n'ai pas entendu le reste de la conversation. »

Ce jour-là, je reste stoïque lorsque j'écoute Julien.
Mais pour moi tout est dit.

Le pot aux roses

L'arrivée d'un bébé est accompagnée de sentiments multiples.
Des sentiments qui peuvent varier d'une seconde à l'autre.
Le bonheur, l'admiration, la joie, la fierté de ses enfants.
Et puis parfois, une crise de larmes survient après un énième pleur de bébé.
Comme beaucoup de parents connaissent, la fatigue est la seule chose qui m'a été difficile.
Je dirais que c'est le seul point noir de ce début de vie à quatre.
Louis est un gourmand qui réclame toutes les deux ou trois heures.
De jour comme de nuit bien-sûr.
Comme sa sœur !
Les chiens ne font pas des chats !
Mais son arrivée est si naturelle. Tout se passe bien. Sa grande sœur est très fière. Et les choses se mettent en place facilement.
De mon côté, je me remets très bien.
Comme me l'avait dit la sage-femme, je cicatrise très vite et correctement.
Au bout d'une quinzaine de jours, c'est déjà presque de l'histoire ancienne.
Pourtant, il y a un changement de taille.
Ce n'est rien de le dire !
Ma béance vulvaire.
Quelques jours après mon retour chez moi, je décide enfin de regarder mon entrejambe parce qu'il me tarde finalement de découvrir cette chose, que l'on appelle béance.
Je rejoins tranquillement ma salle de bain.
J'appréhende.
Je baisse mon pantalon et ma culotte très doucement, comme pour retarder l'échéance.

J'attrape le miroir et je regarde.

Instantanément, je retire le miroir.

Quelques secondes ou quelques minutes passent avant que je le replace entre mes cuisses et que je regarde à nouveau.

Je regarde le sexe d'une autre femme.

Ce n'est pas possible.

Ce sexe n'est pas à moi !

Comment ai-je pu passer de ce que j'avais avant, à cette chose ?

A ce moment-là, je maudis cette sage-femme qui m'a dit que ce n'était qu'une simple béance.

Je n'avais pas pris la mesure de ce que ce mot pouvait signifier.

J'aimerais bien la voir cette fille avec cela entre les jambes !

Je sais qu'après un accouchement, la vulve est quelque peu modifiée.

Mais pas comme ça.

Rien que d'y repenser, j'ai honte et je peine à en faire une description tellement c'est hideux.

D'ailleurs, je lui ai trouvé un joli surnom à cette béance :

« Le cratère ».

Mon entrejambe est un cratère.

Un monument devenu ruine après le passage d'une bombe.

Je vois de la chair, un cratère, suivi d'un petit trou sur le côté et encore de la muqueuse qui sort de je ne sais où.

Beurk.

Je ne comprends pas pourquoi ils ne m'ont pas recousue correctement. Quand je repense au dessin de cette femme, je suis dégoutée.

Pourquoi ont-ils recousu sur le côté ?

Ne pouvaient-ils pas faire un truc propre et droit ?

Comment est-ce possible ?

Comment peut-on laisser une femme repartir chez elle avec cette chose difforme dans la culotte ?

Je pleure.

Je pleure.

Je pleure beaucoup et longtemps.

Mais malgré cette vision d'horreur et lorsque je n'ai plus de larmes, je décide d'éclipser cette image de mon esprit pour un temps.
Je ne dois plus y penser.
Je ne veux plus y songer.
Pour l'heure, je dois profiter de mon petit bonheur en famille.
Nous sommes si bien tous les quatre.
Rien ne viendra perturber notre bien-être.
Rien ?

Filer à l'anglaise

Il faut maintenant s'attaquer à la rééducation périnéale parce que je commence déjà à constater les dégâts et les conséquences de ma béance vulvaire.

C'est si honteux de le raconter lorsque l'on vit ces désagréments que je serai tentée de passer au chapitre suivant. Mais levons tous les tabous…

Mon cratère est si grand que l'air pénètre à l'intérieur de mon vagin avec une aisance hallucinante.

Une fois capturée, si je m'en suis rendue compte, je m'estime chanceuse.

Je peux évacuer cet air lorsque je suis seule ou lorsqu'un tiers est assez loin de moi pour ne pas avoir l'ouïe dérangée.

Je contracte mon périnée, comme si j'essayais d'expulser quelque chose.

Je pousse et l'air sans va.

Mais si je ne me suis pas aperçue qu'il y avait une intrusion dans mon vagin alors là c'est le drame.

L'air s'échappe lorsque je n'ai plus le contrôle de mon périnée. Lorsque je rigole, lorsque je suis plus fatiguée, ou tout simplement lorsque je me lève d'une chaise.

Pour éviter ce drame, je dois dégainer mes muscles pelviens à tout moment.

Tout contracter pour tenter de tout contrôler.

Mais malheureusement, je suis encore si frêle et si déficiente.

Mon vagin n'est qu'à l'entrainement. J'ai du travail. Je viens seulement d'accoucher.

Il va falloir de l'acharnement pour espérer gagner cette bataille.

Ma bataille contre moi-même.

C'est triste lorsque l'on n'y pense.

Je me bats avec moi-même sans que personne ne remarque rien.

Ces situations délicates que l'on vit seule sans que personne ne se doute de rien.

Comme ce jour, lors d'un repas de famille.

Nous sommes nombreux assis autour de cette table couverte de mets appétissants.

Je m'amuse beaucoup entourée de ma famille.

Cela fait un moment maintenant que je recule l'échéance mais j'ai très envie d'uriner.

Cette action naturelle devient une appréhension parce que je sens que j'ai plein d'air dans le vagin.

Je dois donc déployer tout un mode opératoire pour sortir de table incognito.

Etape numéro un, je dois serrer mon vagin le plus fort possible avant d'effectuer le moindre mouvement.

Ça y est, je serre au max.

Etape numéro deux, je dois me lever sans desserrer mes muscles, sans parler, ni rire.

Et surtout étape numéro trois (qui doit être synchro avec la deuxième étape) est de choisir le moment idéal pour quitter la table.

Attendre que les personnes présentes autour de la table fassent beaucoup de bruit pour me couvrir.

Mon vagin est rempli d'air et mes muscles me font terriblement défauts.

Alors si je me lève, que j'écarte ma jambe pour m'éloigner de ma chaise et qu'à ce moment-là, le calme surgit autour de la tablée, je suis grillée.

Ce jour-là, le drame survient.

Comme tous les jours.

Comme tous les jours depuis mon accouchement.

L'air a quitté le lieu sacré sans que je ne puisse rien faire.

Mes muscles ne retiennent rien, ils sont si distendus.

Alors cet air se fait la malle en musique.

On appelle cela les bruits vaginaux.

Ce bruit qui ressemble à un pet.

Une horreur !

Je me sens si seule, si nulle, si dégueulasse, si vieille.

Les gens autour de moi ont entendu ce bruit, c'est sûr.

Mais j'essaie de rester fière et j'adopte une attitude désinvolte.

Pourtant à l'intérieur, je suis si mal à l'aise.

J'ai honte.

Ma famille m'a entendu lâcher une caisse, qui n'en est pas une.

Est-ce si grave pour autant ?

N'est-ce pas naturel ?

Si, mais ce n'est pas un gaz anal. C'est un gaz vaginal et ma féminité en prend un coup.

Malheureusement, je vais devoir apprendre à vivre avec ces contrariétés quotidiennes et récurrentes.

Mes contrariétés. Elles sont miennes.

Personne ne peut m'aider.

Ceci est mon fardeau.

Et il va vite devenir trop lourd pour moi.

Lâcher le morceau

On me conseille de réaliser ma rééducation périnéale auprès d'un kinésithérapeute spécialisé dans ce domaine.
C'est ce qui est le mieux pour moi, parait-il.
On me donne le nom d'une spécialiste, Madame Ali.
Je prends rendez-vous pour la première séance.
Celle-ci est difficile.
Me mettre à nue devant cette inconnue n'est pas une chose aisée.
Lorsque j'écarte les cuisses la toute première fois, je suis paralysée par la honte.
Que va-t-elle penser ?
Elle reste professionnelle et elle ne laisse rien paraitre.
Cela ne doit pas être si horrible alors.
Les séances allient beaucoup de choses et Madame Ali s'adapte à mon état, à mes besoins et parfois même à mes envies du jour.
Mais les séances commencent toujours de la même façon.
Avant le début du travail, j'effectue l'exercice de la respiration.
J'inspire en gonflant le ventre et j'expire en rentrant le ventre.
La respiration a eu un rôle primordial dans la rééducation de mon périnée. Elle m'explique l'importance de cette technique qui permet de se remuscler et je constate un réel bienfait dès le départ.
Nous pratiquons aussi la rééducation vaginale avec ses doigts.
Je dois contracter et relâcher aux différents endroits qu'elle m'indique.
En parallèle, je travaille aussi avec la sonde vaginale.
Nous finissons souvent les séances avec le ballon de grossesse qui va devenir un de mes alliés.
Ma kiné me montre toutes sortes d'exercices à faire avec ce ballon et elle m'accompagne.

Je ne pensais pas qu'il existait autant de moyens et de positions pour remuscler, tonifier et gainer un corps.

J'y prends très vite goût et je reproduis ces exercices chez moi avec mon ballon.

Puis un jour, me sentant suffisamment à l'aise avec Madame Ali, je décide de lui faire part d'un honteux secret.

Elle possède une bienveillance naturelle et je ne sens aucun jugement de sa part.

Alors je lâche le morceau.

Je lui fais part de mes incontinences aux gaz et je lui avoue qu'une fois, j'ai failli faire caca dans ma culotte.

(Si si ! Heureusement, ce jour-là, j'étais chez moi et j'ai pu accéder rapidement aux toilettes.)

Et oui ! En plus des bruits vaginaux qui me collent à la peau plusieurs fois par jour, je souffre d'incontinences aux gaz.

Le morceau est difficile à cracher mais j'ai la lucidité de me dire que si je ne fais rien, les choses iront de mal en pis.

Elle m'informe qu'il est possible de rééduquer la zone anale, qu'elle pratique également.

Mais il faudrait avant tout rencontrer un gastro-entérologue.

Ce jour-là, lorsque je quitte son cabinet, je me sens plus légère.

Lui faire cette révélation m'a soulagé d'un poids.

Pris pour un jambon

Le 24 novembre 2015, je me rends accompagné de mon mari à l'hôpital pour rencontrer docteur Wrong.

Cet homme qui a déclaré aux sages-femmes dans un couloir que je n'aurai pas dû accoucher par voie basse.

Nous allons le voir avec Julien pour parler de ma béance et de mes incontinences au gaz.

J'ai également besoin de savoir ce qui a capoté ce jour-là.

Je cherche une sorte d'appui auprès de lui.

Nous ne pouvons pas revenir en arrière et j'accepte mon accouchement mais j'aimerais connaître son opinion pour avancer.

Pourquoi n'était-il pas judicieux d'enfanter de cette manière d'après lui ?

Malheureusement ce rendez-vous me procure une gigantesque déception.

Une désillusion abyssale.

J'avais presque une admiration pour cet homme la première fois que je l'ai vu.

Il semblait sûr de lui.

Le mec en qui on peut avoir confiance.

Quel désenchantement !

Aujourd'hui, cet homme, je le trouve tout petit, petit.

En plus, lors de notre échange, cet homme me ment.

Il nous ment.

Lorsque nous remémorons avec lui tous les faits, il semble au départ ne pas se rappeler de notre cas.

Je pense qu'il le fait exprès.

Et lorsque nous lui faisons part des propos que Julien a entendu dans ce couloir, il déclare de but en blanc :

> — Non, pas du tout, ça n'aurait rien changé. Accoucher par césarienne n'aurait peut-être pas été plus

approprié. Cet acte chirurgical aurait aussi laissé une cicatrice sur le périnée.

Ce n'est pas une chirurgie anodine.

Il ne s'étale pas davantage et je n'ai pas les armes nécessaires pour le contrer.

Que voulez-vous dire à un médecin ?

Je ne sais rien de la médecine après tout et peut-être qu'il a raison.

Alors je me tais.

Il me propose ensuite de m'ausculter.

Pour mon épisiotomie et ma béance vulvaire, il est satisfait de la guérison et il n'émet pas d'autres commentaires.

En ce qui concerne mes incontinences au gaz, il me rédige une ordonnance pour aller consulter un gastro-entérologue.

Il se propose de prendre lui-même le rendez-vous pour moi.

C'est le moins qu'il puisse faire, non ?

Peut-être qu'il a des remords quand il voit l'état de mes fesses ?

Au fond, je n'en crois rien mais cela me fait plaisir de l'imaginer.

Il m'obtient un rendez-vous chez le gastro-entérologue Monsieur Cold pour le 11 décembre 2015.

Nous quittons cet établissement.

Je ressens un profond mépris pour cet homme.

Quel manque de courage, de loyauté et de professionnalisme.

Pourquoi ne pas avouer les propos qu'il a tenu dans ce couloir ?

Je suis en colère.

Et je suis fatiguée.

Froid comme un glaçon

Nous arrivons vite au 11 décembre.

Avant de me rendre au rendez-vous du « cul à l'air », je dois vider mes intestins naturellement pour réaliser l'examen, sans toutefois savoir ce qui m'attend.

Personne n'explique rien.

A quinze heures, je me rends chez le gastro-entérologue.

Lorsque j'arrive sur place, la secrétaire m'installe dans une salle d'attente vide.

Je n'attends pas longtemps avant de voir le gastro-entérologue arriver.

Monsieur Cold me glace tellement il est austère.

Il me dirige vers une salle.

Nous y entrons.

Il referme la porte derrière lui.

Il fait l'économie de mots et de phrases inutiles.

Pendant que j'attends debout comme une idiote, il lit en silence des documents. Sûrement des papiers qui viennent du docteur Wrong.

A la fin de sa lecture, il me demande de retirer mon pantalon et ma culotte.

Je sais qu'il va explorer mon anus mais j'ai tellement honte de Mme Cratère que j'espère qu'il ne va pas la voir.

On ne sait jamais, il pourrait tourner de l'œil !

Je suis debout face à la table de consultation. Je crains le moment où je vais devoir me mettre à genoux, les fesses en l'air.

Mon malaise est de courte durée car il me demande de m'allonger sur le côté, les genoux un peu repliés.

Je ne vois pas le visage de cet homme et cela m'arrange. Je suis face à un mur et je me sens comme protégée de ne pas voir ce qu'il traficote dans mon dos.

L'examen commence par un toucher rectal classique et il poursuit en m'insérant dans l'anus une sonde munie d'un ballonnet gonflable au bout. Nous patientons un peu, le temps de m'habituer à ce corps étranger dans cette zone si sensible.

Cette sonde est reliée à des capteurs de pression et connectée à un ordinateur pour récolter des mesures.

Cette sonde va d'abord faire une évaluation de ma force musculaire au repos, puis à l'effort de retenue.

Par la suite, docteur Cold va gonfler la poire d'air pour mesurer la capacité de mon rectum. Cette poire fait office de selles imaginaires.

Je dois l'empêcher de sortir en contractant mes muscles sphinctériens.

Cette opération permet de connaître la sensibilité du rectum à la distension. Cet examen ne présente aucune douleur mais il est quelque peu désagréable car le gonflement du ballonnet vous donne réellement l'impression que vous allez déféquez sur la table.

Au bout d'un temps donné et lorsqu'il a toutes les valeurs, il retire la sonde.

Il ne parle toujours pas.

Il me somme simplement de me rhabiller et nous sortons de cette pièce pour nous engouffrer dans la pièce d'en face.

Son bureau.

A ce moment-là, ce n'est plus le même homme.

A présent, il est plus souriant et plus avenant.

Nous discutons de mes incontinences.

Sont-elles seulement aux gaz et/ou aux selles ?

Je lui avoue, gênée, qu'elles ont aux gaz mais pas seulement parce qu'il m'est arrivé une fois d'avoir presque souillé ma culotte.

Il me donne ensuite une liste d'aliments à éviter. Ce sont des aliments qui contiennent du sucre et qui fermentent. Cela provoque alors des ballonnements qui se transforment en gaz. Très bien ! Alors arrêtons ces aliments, et je vivrai plus normalement.

Le seul hic est la taille de la liste.

Il y a tellement d'aliments concernés que cela me démotive même d'essayer.

Dans cette liste, il y a de nombreux ingrédients que j'affectionne particulièrement.

Tel que lait, poireaux, oignons, ail, échalote, pistache, noix de cajou, légumineuses, poires, pommes, pêche, nectarines, choux fleur, sucreries et bien d'autres.

Je prends ce bout de papier que j'engouffre dans mon sac à main.

Il désire m'envoyer dans une plus grande ville pour un examen plus approfondi avec des professionnels plus compétents pour mes incontinences au gaz.

Lui, il ne peut pas m'aider davantage.

Il m'informe qu'il se charge de les contacter et que je recevrai la date par courrier.

Me voilà bien avancée.

Je ne sais rien de plus.

Trois ans plus tard, lorsque j'écris ces lignes, je ressors tout mon dossier médical et je retrouve cette ordonnance rédigée par docteur Wrong.

Une écriture en patte de mouche.

Après plusieurs recherches, je décortique péniblement l'inscription suivante : « manométrie ano-rectale ».

Voici le nom précis de l'examen que je viens de réaliser avec Monsieur Cold.

C'est le bouquet

Fin décembre, je reçois le courrier.

Je l'ouvre.

Convocation au CHU au pôle abdomen, service des maladies de l'appareil digestif avec le Docteur Tibaud, Chef de clinique.

Je regarde la date.

Le 21 janvier 2016 à quinze heures quarante.

Oh quel joli cadeau !

Une échographie endo-anale comme cadeau d'anniversaire.

J'en ai de la chance !

Une ordonnance est jointe au courrier. Je dois réaliser un lavement évacuateur la veille et le matin de l'examen.

La veille du rendez-vous, je réalise comme convenu le lavement. Je réalise la procédure dans ma salle de bain.

Le produit est un laxatif administré par voie rectale. Il se présente sous forme unidose. Je dois insérer la canule dans le rectum et vider son contenu par pression.

La substance a pour but de ramollir les selles et de contracter le rectum pour les évacuer.

On parle de cinq minutes environ avant les effets. Pour moi, ce fut beaucoup plus rapide.

Une fois la dose injectée, je me suis directement rendue aux toilettes.

Quelle puissance !

En gros une bonne diarrhée !

J'ai renouvelé l'expérience le lendemain matin et en début d'après-midi, j'ai pris la route au volant de ma voiture.

Deux heures de route plus tard, j'arrive au CHU où je trouve aisément une place de parking.

J'ai mal au ventre. Je ne sais pas si je suis stressée ou si c'est à cause du lavement.

J'ai l'impression d'avoir de nouveau envie de soulager mes intestins. Comme j'ai un peu d'avance, je décide de trouver des toilettes.

Je rentre dans ce centre hospitalier et mes douleurs se calment.

Je me rends alors au bureau des entrées du centre hépato-digestif pour la fameuse fiche de circulation.

Une fois ces étiquettes dans les mains, je trouve des toilettes mais rien ne sort.

Enfin si, tout juste un gros pipi.

Tant mieux, il serait dommageable de faire caca sur les mains du praticien !

Je me dirige ensuite au niveau deux à l'accueil du plateau technique.

Après un bref entretien avec la secrétaire, elle me désigne le numéro de la salle d'attente.

Je m'y rends. Celle-ci est droit devant moi au bout du couloir. Elle est entièrement vitrée. La salle est bondée.

J'ouvre la porte.

Je salue l'assemblée. Je prends place sur une chaise solitaire dans l'angle sur la droite.

Je regarde tous ces gens.

Une chose me frappe.

Je suis la plus jeune. Et de loin…

Je suis entourée de cheveux gris et moi j'ai 29 ans aujourd'hui.

Joyeux anniversaire Marion !

Pour lutter contre l'ennui, je dégaine un bouquin emmitouflé dans mon sac à main. Je le sors mais impossible de lire. Il y a trop de parasites autour de moi.

Pendant ces quelques minutes de patience, deux médecins font leur entrée pour venir chercher leurs patients.

Je me demande à chaque fois, si ce médecin sera le mien.

Je vais bientôt le savoir parce que déjà un homme en blouse blanche se dirige vers la porte de notre enclos.

La poignée s'abaisse.

Cet homme est jeune et très beau garçon.

Furtivement, j'espère que cet homme ne soit pas le médecin qui m'est attitré.

De toute façon, cela ne peut pas être déjà mon tour.

Il y a tellement de monde arrivé avant moi dans cette pièce que je ne suis pas prête de passer.

Mais non, je ne rêve pas.

Le beau gosse m'appelle. Il dit mon nom.

Mon dieu !

Je sens l'angoisse monter. Mon cœur bat la chamade lorsque je le suis jusqu'à son bureau.

Tant de doutes et de questions se mettent à parasiter mon cerveau.

Nous rentrons dans son bureau. Nous nous asseyons.

Il commence l'entretien.

Nous discutons de mon parcours et de ce qui m'amène ici.

Mes accouchements, les suites de couches, la béance vulvaire et surtout les incontinences au gaz.

Le but de ma visite ici !

Pendant que je parle, il retranscrit mes dires sur son ordinateur.

Il est aimable, avenant et à l'écoute.

Plus je discute et plus je suis à l'aise.

Au départ, je ne comprenais pas vraiment quel est l'attrait pour un médecin de choisir cette spécialité.

Les trous du cul.

Etrange, non ?

Et puis, je regarde son bureau et derrière lui, une affiche attire mon attention.

Un grand papier sur les excréments.

Oui, une affiche sur les cacas.

Les différentes matières, les différentes couleurs, les différents aspects.

De tels dessins provoquent généralement un large sourire, voire un éclat de rire.

Mais ce jour-là, bizarrement, ces croquis n'auront pas cet effet sur moi.

Au contraire, ils me rassurent.

Il y a un côté presque banal de la chose.

Une affiche qui vous rappelle que l'on est comme tout le monde. Que le caca, les prouts et les odeurs nauséabondes sont le lot de la vie de chaque sujet.

Pourtant, c'est une autre chose de se faire ausculter. Une telle pratique est un peu moins familière.

Et c'est ce que ce monsieur me propose de faire une fois le dialogue clôturé.

Il est doux.

Je lis dans sa voix et dans son regard qu'il sait que ce n'est pas facile pour le patient de passer à la pratique.

Il m'annonce que nous allons changer de pièce.

Je laisse mon sac et mon manteau dans ce bureau et nous sortons.

Nous n'allons pas loin. Sur notre gauche, une porte beaucoup plus grande nous fait face.

Il me précède. J'ai froid et j'appréhende.

Il ouvre la porte et nous entrons dans une très grande pièce.

Une table d'auscultation est au milieu.

Il y a des appareils médicaux mais je n'ai pas le temps de trop m'attarder sur la décoration de cette pièce.

Je décide tout à coup de programmer mon cerveau en mode mécanique.

Je m'interdis tout sentiment.

Si je ne pense pas, tout sera plus facile. Je me persuade que tout va bien, que tout ira bien et que tout ceci est normal.

Il me demande de retirer mon pantalon et mon slip.

Je le sens gêné pour moi.

Alors pendant que je retire mes vêtements, je me pare d'une autre tenue.

Une tenue invisible qui me protège.

Je me déguise en robot.

Je décide d'agir, d'obéir et de ne pas écouter la petite fille au fond de mon être qui a envie de pleurer.

La petite fille qui a peur devant cet homme. La petite fille qui se sent dégoutante et qui est horriblement gênée de devoir montrer son anatomie la plus intime à un inconnu.

Alors, j'écrase cette petite fille et le robot prend le dessus :

« Tu obéis. Tu ne penses à rien et tu ne reverras jamais cet homme. »

Il rira peut-être ce soir avec sa femme lors de son souper mais tant pis.

Sur le moment, rien ne m'atteint. Ou presque.

Docteur Tibaud est plus loin dans la pièce. Il est dos à moi, face à des machines.

Vais-je devoir faire la position de l'autruche avec le popotin en l'air ?

Il revient vers moi.

Je me vois déjà à quatre pattes sur la table médicalisée.

Mais au bout de celle-ci, en contrebas, se trouve comme un marchepied.

Il me demande de me mettre à genou sur cette marche et de me laisser aller vers l'avant.

On appelle cela une position genou-pectorale.

Il y a comme un gros boudin au bout de la table. Je pose mon buste dessus et mes coudes reposent sur la table devant moi.

Je trouve la position plutôt confortable et bizarrement je ne la trouve pas tellement dégradante.

Il commence par un toucher rectal et je réalise les exercices demandés.

Contracter, relâcher, contracter, relâcher.

Il insère ensuite une sonde endo-anale rotative sur 360° qui permet de visualiser l'appareil sphinctérien.

Avant chaque geste, il m'explique ce qu'il va faire.

L'examen que je subis s'appelle une échographie endosonographie en 3D. Cette technique possède une spécificité dans la détection des ruptures sphinctériennes.

Les images apparaissent sur un écran et sont ensuite enregistrées. Cette échographie vient généralement en complément de la manométrie ano-rectale que j'ai réalisée précédemment.

Par moment mon cerveau déconnecte un peu et j'essaie de ne pas trop me focaliser sur ces doigts et ces objets intrusifs.

Il s'excuse beaucoup.

« Je suis désolé, je vous embête. »

« Excusez-moi, je vais insérer un doigt. »

C'est une situation quelque peu cocasse aujourd'hui.

Mais ce jour-là, j'apprécie la douceur et la délicatesse de cet homme. C'est le premier docteur que je rencontre qui est aussi attentionné. Il prend bien en compte que c'est une première pour moi.

Et puis tout à coup, il me dit :

> — C'est bizarre, vous êtes sûre d'avoir eu un déchirement complet du périnée ?

Sa question me déstabilise.

Me voilà perdue à présent.

Les médecins m'ont tellement peu dit. Je manque d'informations sur ce que j'ai réellement eu.

Alors si en plus, le peu que je pensais savoir est faux, où vais-je ?

Quelle est la vérité ? Quelle est ma vérité ?

J'ai besoin de le savoir.

Je lui réponds :

> — C'est ce que l'on m'a dit à l'hôpital.

Il voit mon désarçonnement :

> — Je suis embêté avec votre cas. Seriez-vous d'accord, s'il est disponible, de rencontrer le Professeur Las ? J'ai besoin de ses compétences. Vous venez de loin, je ne vais pas vous faire revenir. Et le Professeur pourrait m'éclairer sur votre problématique.
> — Oui je suis d'accord.
> — Très bien, je vais voir s'il est disponible. Ce n'est pas sûr. Je fais au plus vite. Je reviens.

Il quitte la pièce.

Il a tenu sa promesse. Il revient vite :

— Nous avons de la chance, il arrive.

Et effectivement, au bout de quelques instants, le Professeur Las fait son entrée.

Il est grand et mince. Il a une bonne soixantaine d'années. Il est souriant :

> — Bonjour Madame. Nous sommes désolés de devoir autant vous embêter mais le Docteur Tibaud m'a demandé de venir vous ausculter. Nous savons que ce n'est pas facile pour vous. Quel âge avez-vous ?
> — 29 ans aujourd'hui !
> — Oh joyeux anniversaire alors !

Je comprends au travers de leur bref échange, que le docteur Tibaud n'a rien divulgué au Professeur sur mon cas pour ne pas l'influencer.

Le Professeur Las s'approche de mon fessier et il explore les lieux. Il insère un doigt dans mon anus.

Il m'explique qu'il va introduire un doigt également dans mon vagin.

Dans le jargon médical, on appelle cela un toucher bidigital.

Cela permet entre-autre d'examiner la cloison recto-vaginale.

Il s'excuse encore.

Je suis agréablement surprise d'une telle douceur et de prévenance de ce corps médical.

Ils sont si gentils.

Et soudain, il prononce ces mots qui convergent vers mes croyances :

> — Je sens une déchirure complète du périnée sur tout le côté droit. Une grande cicatrice. Un périnée bien abîmé.

L'autre praticien intervient :

> — Ah bon tu sens cela ? Je n'ai pas senti la déchirure complète.

Ils dialoguent ensuite ensemble.

Moi je reste focalisée sur sa première phrase. Il a senti cela rien qu'au toucher, je suis admirative de ces compétences et je suis soulagée.

Après leurs échanges, le professeur Las s'excuse de nouveau.
Il m'annonce qu'ils vont de nouveau explorer la zone.
ILS ?
Le Professeur va montrer la cicatrice de ma déchirure complète au Docteur Tibaud.
Ils y vont tous les deux.
Je suis un cas d'apprentissage !
Qui a son doigt dans mon vagin ? Qui a son doigt dans mon anus ?
Cela je ne le saurai jamais mais ce n'est pas ce qui est important au fond.
Pendant cet examen, les excuses fusent encore et toujours :

    — Nous sommes désolés Madame de vous infliger cela.
Cela peut paraitre trop, mais non. Ces excuses sont appropriées. Elles sont agréables et permettent de vivre cette scène de manière sereine. Elle ne devient pas traumatisante.
Entre les pardons, ils m'examinent. Ils touchent.
Le professeur explique ce qu'il palpe et l'autre médecin suit les explications et il touche à son tour.
Le professeur Las lui montre où se trouve la cicatrice.
Le docteur Tibaud a compris.
Ils ne s'arrêtent pas là.
Ils examinent à présent ma béance vulvaire ainsi que le bourgeon granuleux qui se trouve à côté.
Le professeur appuie légèrement dessus et il me demande si cela me fait mal. Je lui réponds que cette zone est un peu sensible.
Ils parlent entre eux de mon vagin et de ce bourgeon granuleux.
Le professeur trouve ce dernier étrange et il déclare à son collègue qu'il faut réaliser une IRM pour voir ce que cache cet amas.
Ils arrêtent.
Chacun retire ses doigts :

    — C'est terminé Madame Pottier. On ne vous embête
        plus.

Pendant que je me rhabille, les deux compères retournent auprès de leurs écrans.

Ils discutent toujours mais je n'entends pas, je suis trop loin.

Enfin le Professeur Las revient vers moi :

> — Souhaitez-vous avoir d'autres enfants Madame Pottier ?

> — Je ne sais pas encore mais oui peut-être.

> — Alors s'il y a un troisième enfant, vous ne devrez pas accoucher par voie basse. Je ne comprends d'ailleurs pas pourquoi on vous a laissée accoucher par voie basse pour votre deuxième enfant.
>
> Nous vous rédigerons un courrier dans ce sens.
>
> En ce qui concerne votre incontinence aux gaz, nous constatons avec les images qu'un quart de la circonférence de votre sphincter externe est rompu. Ce qui explique l'incontinence aux gaz.
>
> Mais je ne suggère pas de réparation pour l'instant. Les résultats que nous avons après une réparation chirurgicale sur les incontinences aux gaz sont décevants. Il y a souvent une amélioration au départ et les incontinences reviennent très vite.
>
> Pour le moment, il faut faire une rééducation anale.
>
> Par contre, si un jour, dans cinq ou dix ans, vous avez une incontinence aux selles, vous revenez nous voir et nous vous opérons.

Je le remercie, il me souhaite un bon retour et il prend congé.

Le docteur Thibaud m'invite à retourner dans son bureau.

Voici ce qu'il rédige :

« L'examen clinique apporte les éléments suivants :

Distance ano-vulvaire courte.

Bonne commande volontaire sphinctérienne anale avec un tonus de repos normal.

Le toucher bidigital montre et témoigne d'un défect du sphincter externe (confirmation sur l'échographie endosonographie 3D)

Il existe une béance vulvaire avec un petit bourgeon de granulation inflammatoire, spontanément hémorragique au niveau du vagin, qui ne peut-être cathétérisé au stylet. On a le sentiment de palper une induration à ce niveau :
Suppuration sous-jacente ? On programme une IRM pelvienne.

En conclusion :
Après discussion avec le professeur Las :
On propose de ne pas réaliser de réparation sphinctérienne pour l'instant car les résultats sur l'incontinence aux gaz sont décevants, et qu'il existe peut-être un autre projet d'enfant (prévoir une césarienne : <u>avis collégial ici</u>).
Poursuite de la rééducation ano-périnéale.
En cas d'apparition de trouble de l'incontinence pour les selles, nous pourrons réaliser la réparation sphinctérienne proposée, en sachant que cela provoquera une cicatrice supplémentaire sur ce périnée et que les résultats peuvent s'estomper dans le temps.

En cas de difficultés ou de complications, vous pouvez nous joindre ou laisser un message au …

Amicalement.

Docteur Tibaud. »

Ce courrier, je l'ai lu tellement de fois.
On ressent un bien immense lorsque des personnes, des professionnels de la santé vous écoutent, que la science et la compétence de ces Hommes prouvent un problème avéré.

Mon cerveau n'est pas malade. Tout ceci n'est pas une lubie.
Je ne suis pas folle. Je sens bien des dysfonctionnements dans mon corps.

Alors à cet instant précis, je suis heureuse que ces hommes exercent ce métier.

Pour eux, l'anus est une zone banale. Une partie du corps comme une autre.

Ils ont effectué leur travail et ils posent leur diagnostic.

Je ne ressens qu'une brève déception lorsque le professeur m'annonce qu'il ne souhaite pas opérer.

Mais il a l'air compétent et je lui fais confiance.

Tant pis, ce souci ne sera pas réglé.

Mais vais-je accepter l'idée d'avoir un anus défaillant doublé d'un vagin gigantesque qui ne m'apporte que des désagréments ?

Cela fait beaucoup pour une seule femme, non ?

Surtout pour sa féminité.

Ce jour-là, j'ai le pressentiment d'un combat comme perspective.

Mais je vais devoir prendre mon temps et régler les problèmes les uns après les autres.

Chaque chose en son temps.

Ma prochaine bataille est la rééducation anale.

Tout un programme.

Un jeu d'enfant

Je poursuis ma rééducation périnéale et après avoir réalisé dix séances, j'entame les quinze autres séances de rééducation ano-périnéale.

J'avoue commencer ces séances dubitativement.

Avec un bout de sphincter en moins, je ne vois pas comment nous allons améliorer mon quotidien.

Mais je suis sérieuse et assidue.

Même si toutes ces séances sont parfois contraignantes, je suis déterminée à faire le maximum pour redevenir maîtresse de mon corps.

Cette rééducation ano-périnéale se déroulent en trois grandes étapes.

Mais bien évidemment, elle commence par l'introduction de cette sonde.

Et il faut avouer que les premières introductions sont toujours très désagréables.

Un énorme suppositoire !

La seule règle est de se détendre pleinement.

Et hop, le suppo entre tout seul !

Une fois la sonde en place, tout va bien. Je peux commencer le travail.

Au départ, la kiné m'insère la sonde dans l'anus, qui est relié à un ordinateur et qui envoie des électrodes. La sonde envoie du courant à une certaine fréquence afin de renforcer les muscles anaux par la stimulation électrique. C'est une rééducation passive.

C'est la même méthode que pour la voie vaginale.

La contraction volontaire du sphincter sur l'électrode est visualisée sur l'ordinateur par une élévation de la courbe de pression. Et à l'inverse, la relaxation du sphincter entraîne une baisse de la pression.

Ensuite, nous pratiquons le biofeedback.

Je suis alors très active.

Cette femme me connecte à un appareil relié lui-même à un ordinateur.

Je suis branchée à une machine par mon troufignon !

L'exercice consiste pendant une vingtaine de minutes à contracter et relâcher les muscles en suivant une courbe qui se dessine sur l'écran.

Cela a l'air simple.

Un jeu d'enfant.

Rien de sorcier dans le fait de contracter et relâcher ses muscles sphinctériens, non ?

Je l'assure, l'exercice n'est pas des plus facile.

La première fois, tout est aisé. Je me dis même que je vais m'ennuyer. Mais au fur-et-à-mesure des séances, madame Ali complique l'épreuve. Je dois rester au maximum sur la courbe, celle-ci va plus au moins vite et la courbe monte plus au moins haut.

A la fin de l'exercice, l'ordinateur fait un bilan de mon parcours et analyse mes résultats.

Cela demande une bonne concentration.

Parfois nous discutons pendant l'exercice et alors le travail est laborieux. Elle le fait exprès, la maligne !

Pourtant je dois être maîtresse de mon corps même lors d'une discussion.

Lorsqu'elle est appelée au téléphone, je me retrouve seule.

Je me concentre et mes résultats sont parfois meilleures, mais pas tout le temps.

J'ai bien aimé ce travail global. Il permet une bonne connaissance de son corps et de ses muscles intérieurs.

Mais mon ouvrage ne s'arrête pas là.

Les électrodes de contact ne permettent pas de travailler sur la sensibilité de rectum, ni sur les réflexes ano-rectaux. Alors nous approfondissons avec la sonde à ballonnet.

La première fois, nous devons arrêter rapidement. Les sensations sont déstabilisantes.

Pour travailler la sensibilité rectale, le ballonnet qui est placé dans le rectum est rempli d'air.

Ma kinésithérapeute le gonfle jusqu'à mon seuil de sensibilité. Chez un individu ne présentant pas d'anomalies sphinctériennes, le sphincter externe se contracte de façon réflexe lorsque le rectum se rempli de selles.

Dans mon cas, ce sphincter externe partiellement rompu, voit ce reflexe disparaitre. Et le ballonnet va permettre de rééduquer ce réflexe.

Celui-ci est gonflé d'air progressivement dans mon rectum et je dois contracter dès que je ressens la présence de ce ballonnet.

Au départ, je mets du temps à ressentir la présence du ballonnet.

Je travaille alors assidûment et les progrès se font vite ressentir dans mon quotidien.

Je suis moi-même impressionnée.

La première fois, j'ai ressens le ballonnet gonflé tardivement alors que les séances suivantes, je perçois ce corps étranger quasi instantanément.

Le but pour moi est de ressentir le plus rapidement un gaz qui arrive afin de me parer au mieux pour éviter sa sortie.

Certaines fois, ma kiné gonfle le ballonnet et je dois résister au maximum. Résister le plus longtemps possible à cette masse grandissante dans mon rectum.

Lorsque mon seuil de tolérance est atteint, je stoppe l'exercice.

Ce travail permet d'évaluer la sensibilité et la capacité de réservoir de mon rectum.

Mais les séances sont aussi un moment d'échange.

Alors un jour, au détour d'une conversation, je lui parle de mon ventre.

Tout flasque.

Un ventre tout ramolli qui bouge à la moindre secousse.

Une vraie pâte à gâteau non cuite !

Et ce ventre spongieux est plus important qu'après mon premier accouchement.

La clef pour retrouver la tonicité, c'est simple comme respirer.

L'art de la respiration ! Nous y revoilà !

Je m'allonge et j'inspire en gonflant le ventre.

Et lorsque je commence l'expiration, je contracte peu à peu tous mes muscles. Mon périnée, mon anus et mes abdominaux.

Et ceci, tout en expirant.

A la fin de l'expiration, le ventre est tellement rentré que toute la cage thoracique est saillante.

Je fais cela quatre ou cinq fois la première fois quand elle me stoppe :

    — C'est bon pour aujourd'hui.

Déjà ? Je viens seulement de commencer !

Mais le lendemain de la séance, j'ai des courbatures impressionnantes à la ceinture abdominale.

Certes, je ne suis pas très sportive. Mais quand même !

Lorsque ces exercices sont correctement et intensément exécutés, la respiration fait un travail remarquable.

Ce qui est certain, c'est que j'aime ces séances. Madame Ali est mon alliée. Elle traverse mes failles à mes côtés.

Elle m'a appris la connaissance intérieure de mon corps.

C'est périlleux à décrire mais j'ai aujourd'hui une sensation de maitrise de ma respiration et surtout de mes muscles périnéaux et anaux.

Ils m'accompagnent tous les jours et j'en ai conscience au quotidien.

Auparavant, j'utilisais ces muscles inconsciemment mais aujourd'hui, ils sont comme mes lunettes que je dépose chaque jour sur mon nez.

J'ai pleinement conscience de leurs importances et de leurs défaillances actuelles.

Ils sont ma faiblesse. Je dois accepter leurs failles et vivre avec.

Et cette femme madame Ali, sans le savoir elle-même, a joué un rôle dans la suite de mon parcours.

En vingt-cinq séances d'une heure, nous avons tissé un joli lien.

Et un jour, où elle sent ma fragilité et une faiblesse dans mes muscles sphinctériens, elle me propose un massage.
Je la regarde étonnée.
Nous n'avons jamais fait ceci.
Mais comme elle sait me le faire remarquer gentiment, cela fait aussi parti de son travail.
Je n'hésite pas longtemps sur la partie de mon corps qui jouira de cette manipulation.
Mon ventre !
Le lieu où tout a commencé.
Cet endroit si précieux pour les femmes.
Où tout débute. La vie en soi.
Un deuxième battement de cœur qui chante en chœur avec le nôtre.
Ce petit-être qui s'installe, prend ses marques et commence à grandir dans son nid.
Notre ventre.
Alors lorsque cette praticienne me masse, je ressens une plénitude extrême.
C'est si intense de sens.
Elle malaxe cet épiderme qui a tant vu et ressenti.
Quel bien-être !
Après une grossesse et un accouchement, ce doux moment de tendresse pour ma peau est réellement enivrant.

Avoir un pépin

Le 26 février 2016, je vais passer cet IRM.
Je me rends à l'endroit demandé et très vite on se charge de ma personne.
Une femme me dirige vers une cabine d'essayage et je dois me dévêtir pour enfiler une jolie blouse médicale.
Lorsque je pousse le rideau pour sortir, je me sens nue comme un vers malgré la blouse.
Elle est si légère que je ne la sens même pas.
Je patiente quelques temps afin que la personne précédente termine son examen.
Lorsque c'est mon tour, j'entre dans cette pièce où se trouve le vaisseau spatial.
Je m'allonge sur l'espèce de lit glissant et la femme qui m'accompagne me guide sur le mode opératoire à suivre.
Elle me présente une petite canule qu'elle me demande d'insérer dans mon vagin.
Lorsque je l'ai mise en place, elle insère du gel échographique à l'intérieur de la canule, grâce à une seringue qui est reliée à celle-ci par un tuyau.
Puis elle me propose d'enfiler une protection avec une culotte jetable pour plus de confort en cas d'écoulement du gel.
Je m'allonge sur le dos, les bras le long du corps et je suis parée d'un casque audio. La femme quitte la salle et je me retrouve seule.
Mon carrosse s'avance lentement dans le cylindre.
Soudain, j'entends une petite voix qui me parle au creux de l'oreille. Je suis en communication avec un membre hospitalier.
La directive à suivre est tout simplement de ne pas bouger.
C'est vrai que cela paraît facile mais lorsque l'examen dure entre vingt et trente minutes, c'est terrible.

Je ne dois pas bouger et évidemment j'ai envie de me gratter partout.

Et ce qui me surprend le plus, c'est le bruit ahurissant de cette machine. Un son de marteau-piqueur. Très fort.

Le temps est si long, et depuis mon entrée dans cette pièce, j'ai très froid.

Vivement la fin.

Mon vœu est enfin exaucé.

Je sors du tunnel et la femme me tend du papier jetable afin que je m'essuie l'entrejambe. Le gel coule et j'en profite pour retirer la canule.

La séance est finie.

Je me munie de mon habit de civil et je quitte les lieux sans savoir quoique ce soit.

Personne à l'heure actuelle n'est capable de lire les résultats.

Ce n'est pas grave.

S'il y a le moindre pépin, je serais avertie.

Le monstre de ma culotte

Aujourd'hui, c'est ma dernière séance de rééducation et elle tombe juste la veille de ma reprise du travail, le 29 février 2016.

Le réveil est difficile.

Je suis malheureuse ce matin.

Cet état si particulier qui ne m'arrive pas souvent, fort heureusement, mais lorsqu'il arrive, est imprégné en moi intensément.

J'emmène Line à l'école et Louis chez Isabelle, sa nourrice.

Cela fait quelques jours qu'il est en période d'adaptation chez son assistante maternelle.

Tout se passe bien, je n'ai pas d'inquiétudes à avoir.

Et pour mon dernier jour de congé parental d'environ quatre mois, j'ai ma dernière séance avec ma kinésithérapeute Madame Ali.

Après avoir déposé ma progéniture, j'ai un peu de temps avant l'heure du rendez-vous.

Alors je prends une douche minutieuse, comme à chaque fois.

Mon entrejambe me hante ce matin.

Ces journées-là sont difficiles. Elles sont rares mais douloureuses.

Ce jour où tu te lèves et tu n'as pas le moral.

Ce jour où dès le lever, tu penses à ton vagin.

Quelle idée me direz-vous !

Mais c'est incontrôlable.

Ce vagin défaillant qui a encore fait des siennes la veille au soir avec mon mari.

Je le déteste et c'est lui qui me rend si triste.

Oh non pas mon mari !

Mon vagin ! Et oui, on peut-être en colère après son vagin !

Dois-je faire le deuil de la pénétration ?

Alors si, elle a bien lieu mais elle est... Comment dire...

Disons que cela flotte, je ne vois pas trop comment le décrire autrement.

La béance est telle que comme je le dis fréquemment à Julien :

« Aucun souci, ça rentre tout seul ! »

Je me sens une femme à moitié. Une femme incomplète qui ne connaitra jamais plus les sensations d'avant avec en prime tous les désagréments qui s'ajoutent.

L'insensibilité de la pénétration, la pression exercée sur l'anus tellement les deux trous sont proches, les bruits vaginaux omniprésents.

Et que dire sur ces bruits vaginaux…

En faire un roman ?

Mais pourquoi pas ! Il y a tellement de choses à dire !

Et quelle femme ne les a pas connus !

Mais chez moi, c'est récurrent.

J'en ai marre. Tout me gonfle. Ça m'énerve...

Et c'est difficile d'écrire et d'oser narrer ces moments si intimes.

Mais je vis de plus en plus mal les rapports sexuels.

Par moment, la pression est si forte sur mon anus que c'est comme si j'avais une envie pressante d'aller à la selle :

— STOP Julien. On arrête tout, ça appuie trop.

Des mots qu'il ne connait que trop bien.

Merde, tout cela fini par me faire chier. Tout devient pénible.

Et puis mon mari, que va-t-il faire ?

Et s'il me quittait ?

Pour lui aussi, c'est si différent d'avant. La grotte est si vaste.

Il pourrait ne plus aimer le lieu et finir par ne plus m'aimer tout court.

Ces questions s'invitent de plus en plus dans ma petite tête.

Alors parfois, après un câlin que j'estime raté, je m'effondre.

Je pleure dans les bras de Julien, ou alors aux toilettes lorsque je me veux plus discrète.

Et lorsque les premières larmes jaillissent, je sais que j'en ai pour un moment.

Tout ce trop-plein doit sortir.

Après les premières larmes que je contiens difficilement, des spasmes prennent le relais. Et ceux-là sont incontrôlables. Les sanglots me parcourent si fort que j'ai presque mal physiquement.

Lorsque j'ai tout déversé, mon corps s'apaise enfin et j'éprouve un épuisement intense. Le sommeil me happe alors hâtivement.

Malheureusement, les lendemains sont souvent délicats et douloureux.

Alors ce matin-là, rien ne va plus et cette envie irrésistible me reprend.

Rien ne peut m'empêcher de le faire.

Pourtant, je sais que je vais le regretter mais qu'importe.

J'ouvre le tiroir du meuble de la salle de bain et je l'attrape.

Je l'aime autant que je le déteste.

Cet objet dont je me servais plus jeune pour regarder mes coiffures avant d'aller à l'école.

Ce même miroir de courtoisie qui me sert aujourd'hui à regarder mon sexe.

Je place l'objet entre mes jambes, mais j'ai peur de regarder.

Et si je ne regardais pas ?

Mais qui sait, peut-être qu'il y a du mieux ?

Je baisse la tête, puis les yeux vers la zone.

…

Je m'écroule sur le tapis de bain.

C'est pire que ce que je croyais me rappeler. Je suis en peignoir assise par terre.

Et comme pour me punir et avoir une bonne raison de chialer, je retourne voir. Pour bien ancrer cette image dans mon cerveau. Pour bien me rappeler.

Me rappeler tout ce qui gâche mon bonheur.

Il n'y a plus de vulve.

Il n'y a plus de forme.

Il y a tellement de muqueuses en dehors que l'on ne voit même pas l'entrée de ma vulve.

C'est dégoutant. Ça sort de partout.

Je pleure de tout mon soûl. Je ne veux pas rester avec cette chose.

Ce monstre entre mes jambes détruit ma féminité.

Il détruit mon aspect physique. Il détruit le rapport que j'ai avec mon corps.

Ce monstre commence gentiment à me détruire moi.

Physiquement, un monstre reste un monstre.

Il a une grande gueule. Vraiment grande.

Il crache beaucoup de venin. Un mélange de chair, de muqueuses et d'amas fibreux.

Et en plus, il pousse beaucoup de cris.

Alors oui, pour l'aspect physique je le cache. Je le recouvre d'une culotte.

Mais il n'est pas facile à dompter. C'est un monstre sauvage.

Il hurle souvent sans que je l'invite à s'exprimer.

Le monstre de ma culotte me gâche la vie.

Je dois trouver un moyen de remédier à cette chose.

Je vais essayer de l'amadouer ou mieux encore, il faudrait que j'arrive à le faire disparaître.

Mais comment ?

Je ne sais pas, et pour l'instant, l'heure du rendez-vous a sonné.

J'arrive chez Madame Ali avec un moral dans les chaussettes.

Je suis assidue pour effectuer les derniers exercices durant toute la séance.

Lorsque c'est fini, je me dirige vers la chaise afin de me rhabiller. Et au moment de remettre mon slip, c'est comme une évidence.

C'est la seule personne qui répondra le mieux à ma question.

La seule qui pourra comparer.

Je la regarde. Je me sens encore plus triste tout à coup :

> — Je me suis regardée l'entrejambe ce matin et j'ai pleuré. Franchement, dites-moi ce que vous pensez. Etes-vous choquée par ma vulve ?

Elle me scrute avec une intensité qui me plaît. Elle sera franche, je le sais. Je pense qu'elle réfléchit aux mots qu'elle s'apprête à employer pour être le plus juste possible mais elle me dira la vérité :

> — Choquer n'est pas le mot. J'en ai vu un certain nombre des béances vulvaires donc je suis habituée. Mais il y a une différence entre vous et les autres. La plupart du temps, je vois des béances importantes comme vous sur des personnes beaucoup plus âgées qui accumulent également un prolapsus. Alors je comprends tout à fait que cela soit difficile d'accepter une telle anatomie alors que vous n'avez même pas atteint la trentaine.
>
> Je pense qu'il y a plus de femmes qu'on ne le croit qui souffrent de pareilles béances mais cela reste un sujet tabou. Elles restent cachées car elles ont honte.

Son discours me fait l'effet d'un déclic. Je ne sais pas trop pourquoi, ni comment mais c'est ce jour-là que j'ai pris la décision.

La décision de réparer mon sexe.

Avoir d'autres chats à fouetter

Le 03 mars 2016, j'ai rendez-vous avec ma gynécologue madame Caro. Elle a dû recevoir les résultats de mon IRM.
Mais je suis déçue. Lorsque j'arrive dans son cabinet, elle m'annonce qu'elle n'a pas encore les résultats en sa possession.
Rendez-vous pris pour rien.
Enfin pas tout à fait car je lui parle de mon projet de réparer ma béance vulvaire.
Mais elle n'a pas de réponses précises à m'apporter. Ma question la laisse interrogative.
Qui pourrait me soigner ?
Elle ne sait pas.
Quel type de réparation pourrait-on me faire ?
Elle ne sait pas.
Mais elle va discuter de mon cas auprès de ses confrères. Elle pourrait trouver des réponses auprès de praticiens dans une ville plus importante du département.
Elle me tiendra informer de ses trouvailles.
Fin du rendez-vous.
J'ai fait chou blanc et je rentre au bercail où la vie se poursuit.
Les jours s'égrènent, puis les semaines. L'espoir qu'elle me rappelle un jour s'écorne alors peu à peu.
J'ai la désagréable sensation que je vais me retrouver bien seule pour affronter le monstre de ma culotte.
Mais au mois d'avril, alors que je suis au travail, je vois s'afficher un appel en absence sur mon téléphone.
C'est elle.
Madame Caro.
Mince, elle a essayé de m'appeler mais j'ai un message sur répondeur :
« — Bonjour Madame Pottier,
Ici madame Caro.

Je vous appelle car je voulais vous dire que j'ai parlé de votre cas à mes confrères. J'ai beaucoup pensé à vous et j'ai entretenu de longues discussions à votre sujet. Après consultation, il n'y a que Madame Benqual à même de vous apporter des solutions. Je lui ai parlé de vous. Elle pourrait vous aider.

Je vous rappellerai pour en rediscuter.

Et sachez également que les résultats de l'IRM ne révèlent rien d'inquiétant.

Bonne journée à vous.

Au revoir. »

Ce message me ravi parce que je vois qu'elle ne m'a pas oubliée.

Dans les jours et les semaines qui suivent, je vais essayer de la contacter au moins à trois reprises mais à chaque fois c'est un échec.

Les secrétaires me font part de leur prise de note :

> — Nous lui transmettons votre appel. Elle vous rappellera.

En vain.

J'éprouve de la lassitude à essayer d'avoir ma gynécologue au téléphone.

Cela ne va pas assez vite à mon goût.

Et puis, par un mercredi gris et pluvieux de début mai où je dois me rendre chez une amie pour une pause douceur, je pense à ma gynécologue.

Un pressentiment me parcourt.

D'ordinaire, j'ai tendance à baisser au minimum la sonnerie de mon téléphone lorsque je suis chez quelqu'un.

Mais ce jour-là, je mets le volume à fond.

Et en pleine séance café-biscuit, la musique hurle dans la poche de mon manteau.

Je me hâte. L'écran indique que c'est elle.

Madame Caro !

Je m'éclipse du salon et je décroche.

La conversation ressemble en tout point à son message laissé sur répondeur.

Elle m'indique que Madame Benqual est une gynécologue-obstétricienne. Elle a déjà pratiqué quelques reconstructions vaginales, paraît-il.

Lorsqu'elle m'a dit tout ce que je connais déjà, nous raccrochons.

Je ne suis pas emballée par cette communication et des ondes négatives me traversent.

En revenant m'asseoir avec mon amie, je prends intérieurement une décision.

Tout ceci me fatigue.

Le monstre de ma culotte prend beaucoup trop de place dans ma vie ces derniers mois.

Il est temps de faire une pause mais je décide tout de même de prendre rendez-vous avec cette femme.

En début de semaine suivante, je compose le numéro que m'a transmis ma gynécologue.

On me propose un rendez-vous pour fin mai mais je réclame une rencontre pour fin septembre.

Mon frère se marie début septembre et je veux être cent pour cent disponible pour cette union.

Une accalmie serait de bon augure.

L'entrevue avec madame Benqual est calée au 20 septembre.

C'est l'entracte.

Cette période entre l'appel téléphonique avec madame Caro et le prochain rendez-vous a été très bénéfique.

J'ai arrêté d'y penser.

Le monstre de ma culotte n'a pas disparu, loin de là. J'ai juste accepté ces travers pour un temps car mes objectifs futurs sont limpides.

Réparer la facc du monstre.

A cet instant, peut-importe le temps que cela me prendra.

Ce qui est sûr, c'est que je réparerai ma vulve et mon vagin.

Je ne sais pas par qui, ni comment et encore moins quand.

Mais j'y arriverai !

Prendre ses jambes à son cou

Les mois défilent à une vitesse impressionnante.
Les préparatifs du mariage m'occupent et je suis ravie de l'union de mon frère et de ma belle-sœur.
Psychologiquement, je me sens bien.
Le jour J arrive vite et le mariage se déroule à merveille.
Par la suite, le cours de la vie reprend son petit train-train habituel.
Mais mon projet revient en force.
J'ai rendez-vous le 20 septembre mais c'est comme si je savais déjà que je ne trouverai pas de réponses satisfaisantes là-bas.
Alors je continue mes recherches virtuelles sur internet.
En y réfléchissant bien, ce qui me laisse réellement perplexe c'est de ne trouver aucune histoire qui pourrait ressembler à la mienne.
On trouve tellement tout et n'importe quoi sur internet, voire même les choses les plus improbables.
Mais rien sur les vulves géantes et leurs incommodités.
RIEN !
Le néant. Cela me sidère.
Je suis pourtant tellement persuadée que je ne suis pas la seule à vivre cela.
Je comprends que dans la vie de tous les jours, personne n'aborde ce genre de sujets mais sur internet, les gens se lâchent. Ils se confient. C'est un lieu où certains déversent leurs questionnements, leurs inquiétudes, leurs travers.
J'ai beau chercher, je ne trouve rien.
Et ce rien me mine de plus en plus le moral.
Je n'ai personne à qui me référer ou parler de ma particularité si handicapante.
Je voudrai juste me confier à quelqu'un qui vit la même chose que moi.
Mais je suis face à un vide abyssal.

Pourtant, sur ce tableau noir, se dessine une lueur.

Une lueur d'espoir.

Un nom.

Un nom de chirurgien.

Plutôt deux noms de chirurgiens.

Un homme plutôt avancé en âge et un autre plus jeune, environ la quarantaine.

Je lis et je relis les commentaires et les explications de ce dernier, le genre de chirurgie qu'il pratique, les avis des patientes.

Sur le site du premier chirurgien, il est possible d'envoyer un message privé.

Je n'ai jamais fait cela mais cela ne me coûte rien d'essayer.

J'imagine qu'ils ne répondent pas mais qui ne tente rien n'a rien, non ?

Alors, sans espoir aucun, je rédige un message.

Une bouteille à la mer.

Comme si c'était mon unique espoir sans pourtant ne rien attendre de cette déclaration.

Le 16 septembre à 17h06, voici ce que j'écris à ce chirurgien :

« Bonjour docteur,

Cela faisait longtemps que je cherchais des réponses et merci à vous et votre site internet.

Je souffre d'une grande béance vulvaire, d'une distance ano-vulvaire courte avec une rupture d'un quart de la circonférence du sphincter anal.

Tout cela suite à deux accouchements dont le premier avec un déchirement complet du périnée.

J'aimerais connaître le nom de praticiens plus proches de ma localité ayant vos compétences pour une réparation satisfaisante car il est très difficile de s'orienter dans le milieu médical.

Merci de me lire car psychologiquement ce n'est pas toujours facile à vivre. »

Je clique. Message envoyé.

Cette confidence est partie, et ma boule au ventre aussi.

Le simple fait de me dévoiler me fait du bien, sans vraiment que j'en prenne conscience.

Ce qui me paraît fou aujourd'hui, c'est que jamais plus, je ne repenserai à retourner voir si ce docteur m'a apporté une réponse.

Du moins, pas tout de suite…

Quoiqu'il en soit, quatre jours après avoir écrit ce message, la consultation avec cette professionnelle Madame Benqual est arrivée.

Je m'y rends seule.

Je ne saurai l'expliquer mais je suis extrêmement stressée.

J'arrive dans cet hôpital après une heure de route en voiture.

Je me présente à la secrétaire et je suis redirigée vers la salle d'attente.

Il y en a au moins cinq. La mienne se situe sur la droite au bout du couloir. Une toute petite pièce avec quatre chaises.

Une femme y est déjà présente. Je la salue et je m'assois sur le siège le plus au fond de ce cagibi d'environ quatre mètres carrés.

Et là, je ne sais pas ce qui m'arrive.

Mon cœur s'emballe. Je suis vraiment angoissée. J'ai l'impression que mon cœur sort de ma poitrine.

Expression que l'on s'imagine imagée mais que je vis réellement à l'instant.

Mon cœur bat trop fort.

Mais qu'est ce qui m'arrive ?

Ce n'est qu'un simple rendez-vous mais je me sens tellement mal à l'aise.

Je respire lentement et je ferme yeux. Mes battements ralentissent.

Mais dès qu'une porte s'ouvre, l'accélération repart de plus belle.

J'essaie de me rassurer en me disant que ce n'est rien. Juste un entretien pour voir ce que cette femme peut me proposer.

Mais rien ne me tranquillise. Je n'aime pas cet endroit. Cela ne se commande pas.

Et subitement, la porte de son cabinet s'ouvre et la gynécologue Madame Benqual sort vers le secrétariat. Une patiente la suit.

Oh non !!

Tout sauf cela !

Un homme sort également.

Un très jeune homme.

Un très jeune homme en blouse blanche.

Je ne veux pas d'une tierce personne dans ce bureau. Je me sens déjà si inquiète, je n'ai pas envie d'une autre paire d'yeux en face de moi.

Et le pompon, c'est que c'est un homme !

Et aujourd'hui, je n'ai pas envie de relater des détails de ma vie intime, si gênants devant cet individu de sexe masculin.

L'apparition de cet adolescent-adulte n'arrange en rien le rythme des battements de mon cœur.

De toute façon, mon verdict vient de tomber.

Lorsque Madame Benqual me demandera si j'accepte que cet homme assiste à la séance (les médecins demandent toujours me semble-t-il), je dirai « NON ».

Elle revient vers la salle d'attente et elle prononce mon nom.

Je me lève vers elle, je lui serre la main en guise de salutation :

> — Bonjour madame Pottier, je vous laisse aller avec « Monsieur garçonnet » (Je ne me rappelle plus de son patronyme à celui-ci. Le dernier de mes soucis !)
> Il va vous soumettre le questionnaire médical.

Le garçon regarde la gynécologue. Il semble perdu. Puis il me toise et il me demande de le suivre. Nous longeons un long couloir et nous bifurquons à droite dans un petit bureau.

Nous nous asseyons.

Il est très mal à l'aise. Encore plus que moi. Pour le coup, moi je me sens mieux. Mon cœur s'est calmé.

Et là, il m'annonce :

— C'est la première fois que je fais ça !

Super, c'est bien ma veine mais après tout, je m'en fiche royalement. C'est seulement un questionnaire et il doit bien apprendre « Monsieur Garçonnet ».

C'est en forgeant que l'on devient forgeron !

Les premières questions fusent.

Classiques, quoi !

Nom, prénom, adresse et cetera. Puis, nous commençons le questionnaire médical.

Poids, taille, antécédents, maladies, allergies, grossesses…

Et la fameuse question sur les éventuelles opérations chirurgicales déjà subies arrive :

— Avez-vous déjà eu recours à une opération chirurgicale avec anesthésie générale ?

— Oui, j'ai été opérée des végétations.

Et là, il me regarde et il me pose cette question hallucinante :

— Où ça ?

Comment ça où ça ? Il veut savoir dans quel lieu géographique ? Quelle importance ?

Mais en bonne patiente, je satisfais sa curiosité en lui dévoilant la localité de mon opération.

Il insiste :

— Oui d'accord mais où ?

Je n'en crois mes oreilles et mes yeux. Avec ses mains, il me fait signe de m'indiquer où sur le corps.

Je crois rêver. Il ne sait pas où sont les végétations. Il ne semble même pas connaître cette opération chirurgicale.

Je ne dis pas que je pourrai exactement situer l'endroit précis des végétations mais ce n'est pas mon boulot.

Je comprends qu'il se forme et qu'il débute mais quand même.

Alors je le regarde interloquée :

— Bah dans la gorge.

— Ah ok, me répond-il.

Je confirme, il ne connait pas. Cela promet pour la suite du rendez-vous.

J'avoue qu'en vérifiant plus tard, j'ai appris où se situait plus précisément les végétations.

Elles sont placées dans le haut de l'arrière-gorge dans le naso-pharynx.

Bon, plus près du nez que de la gorge mais je n'étais pas très loin.

J'espère que ce n'est pas lui qui opère !!

L'entretien se clôture.

Nous sortons du bureau et nous retournons près de la salle d'attente où je patiente de nouveau mais brièvement.

Madame Benqual arrive et elle m'interpelle en me tendant son bras qui m'indique que je dois m'introduire dans son cabinet.

Elle me suit. Le garçonnet aussi.

Mince, elle ne me demande pas si j'accepte sa présence.

Et je ne suis pas d'attaque à demander qu'il quitte la pièce.

Tant pis, je vais faire avec. Je décide de faire abstraction de son entité. Je dois m'adresser seulement à cette femme et oublier que ce garçon est juste en face de moi à boire mes paroles.

J'ose imaginer qu'une telle histoire pour ce petit bonhomme d'à peine vingt ans doit être tordante.

Je le visualise en train de raconter ma grande aventure à ses potes à la fac.

Mais je dois vite réagir parce que ce personnage n'est pas le seul à me gêner. Madame Benqual n'est pas du tout avenante. Elle me demande pourquoi je suis ici.

Je commence à raconter mon parcours le plus précisément et le plus concisément possible.

Pendant ma narration, je ne jette aucun coup d'œil au jeunot.

Je sens qu'il me scrute, qu'il m'écoute attentivement mais si je le regarde, je vais perdre le fil.

Il va me déconcentrer.

C'est déjà si pénible de raconter certains détails si privés à cette femme que je ne connais pas.

Elle pose peu de questions.

Je minimise même les inconvénients que je subis quotidiennement. Je ne me sens pas en confiance avec cette femme.

Elle a cette manière de me regarder qui veut tout dire.

Elle doit penser que je veux juste plus de plaisir au lit et que ma soi-disant béance est une excuse. C'est la traduction que je me fais de son regard.

A la fin de mon dialogue, elle déclare :

> — Très bien, nous allons regarder cela. Je vous laisse vous déshabiller derrière le rideau.

Je me lève et je m'exécute.

J'ai envie de quitter les lieux. J'ai la sensation que je ne remettrai jamais les pieds ici. Mais j'ai tellement hâte de voir sa tête lorsqu'elle va voir mon entrejambe.

Je suis prête.

Je suis à poil.

Pas entièrement mais ça me fait la même impression.

Cet homme va regarder ?

Oh que oui ! Il va regarder. Il est là. Au côté de madame la gynécologue.

Pour moi, c'est déjà très révélateur de son professionnalisme. Elle ne songe même pas à me demander l'autorisation de la présence de cet intrus.

A ce moment, j'en ai marre de tous ces personnages dont la compagnie n'est pas obligatoire.

Je me dis alors :

« Tant pis pour toi petit bonhomme, tu vas être choqué quand tu la verras ma lune. Fais de beaux rêves ! »

Je suis installée sur la table.

Le plus dur, c'est le moment où je dois écarter les cuisses et montrer au monde mon petit bijou.

D'accord, il ne ressemble plus à un bijou mais tout de même, il reste fort précieux à mes yeux.

Ça y est, j'écarte mes jambes. Et je regarde les yeux de Madame Benqual.

Et en une fraction de seconde, tout change. C'est dingue comme le regard traduit tant de choses. Tant de sentiments.
Je lis à l'intérieur de ses orbites ce que j'espérais le plus.
Elle me comprend maintenant.
Elle lève la tête. Ses yeux pénètrent dans les miens et je ressens du mépris pour elle.

> — Ah oui quand même…

J'ai envie de lui hurler :

« Bah oui quand même ! Je ne fais pas semblant.
Tu crois que cela m'amuse de venir écarter les cuisses devant vos deux paires d'yeux !
Tu crois que c'est facile de parler de ma vie sexuelle ? »

Je suis si ravie de l'effet que cela produit chez elle.
Lui, je ne le regarde pas. A aucun moment, je n'ai regardé cet homme. C'est si difficile de le savoir dans cette pièce que je l'occulte.
A présent, la gynécologue me trifouille l'intérieur du vagin.
Et enfin, c'est fini.
Je me rhabille. Je me sens davantage femme une fois vêtue.
Je retourne m'asseoir face à elle.

> — Je veux bien vous opérer. Il suffit de prendre rendez-vous avec l'anesthésiste et cela peut se faire très rapidement.

Je suis déroutée.
Elle croit quoi ?
Que l'on décide de se faire rafistoler la zézette comme on décide d'acheter une baguette de pain ?

> — C'est quoi exactement le nom de l'opération et en quoi consiste-t-elle ?
>
> — Et bien… Une péri-néoplastie. Il suffit juste de faire deux points au niveau de la vulve pour diminuer la béance.

JAMAIS.
Je le sais.
Jamais cette femme ne me touchera. Je ne la sens pas.
Mais alors pas du tout.

Je ne suis pas docteur et pourtant j'arrive à déterminer que ce n'est pas du tout suffisant pour régler toutes mes problématiques. Je n'ai pas seulement besoin de resserrer ma vulve. Il y a toute cette muqueuse qui ressort, mon bourgeon granuleux qui ne devrait pas être là et ma vulve qui est trop près de mon anus.

Mais Madame Benqual poursuit sur sa lancée :

> — Vous pouvez aller voir ma secrétaire et prendre un rendez-vous pour caler le jour de l'opération et aller à l'étage en dessous pour prendre rendez-vous avec l'anesthésiste.
>
> — Non, j'ai besoin d'en parler avec mon mari.
>
> — Oui je comprends.

Non tu ne comprends pas justement !

Je quitte rapidement ces deux individus et ce lieu.

Je suis sûre d'une seule chose à cet instant.

Jamais je ne reverrai ce garçon et jamais cette femme ne me touchera.

Mon cheval de bataille

Retour à la case départ.

Vers qui vais-je pouvoir me retourner ?

Ce que me proposait cette gynécologue-obstétricienne n'était pas sérieux. Je le sens au plus profond de moi.

Et durant ce parcours, j'écoute mon instinct. Je n'arrive pas à l'expliquer mais c'est comme si j'avais enfin pleinement accès à ce monde parallèle. Celui de l'intuition.

Aussi loin que je me souvienne, j'ai toujours eu l'impression d'être animée par cette conviction irrationnelle.

Ce pressentiment qui germe en nous et dont nous ne savons pas par quel miracle il s'est inséré dans notre esprit. Mais il s'inscrit profondément. C'est un ressenti très fort que l'on détermine comme une vérité.

Mais parfois la jeunesse et l'immaturité nous détournent de nos émotions internes.

Tandis qu'aujourd'hui, je comprends mieux mon fonctionnement. Alors j'écoute cette petite voix intérieure qui me guide.

J'y arrive enfin grâce à cette confiance en moi qui s'est amplifiée au fil des années.

Et cela, je le dois à Julien.

Quoiqu'il arrive, quoique je décide, il sera avec moi.

Il croit plus en moi que je ne crois en moi-même. C'est grâce à son regard bienveillant et rempli de dévotion que je me suis vue pousser des ailes.

Je peux alors m'envoler pour trouver une solution et prendre soin de mon corps.

Mais le chemin de croix est face à moi.

Je commence à faire des recherches sur internet car je cherche désespérément des témoignages de femmes vivant la même chose que moi mais je ne trouve rien de semblable. Parfois un récit s'en approche mais l'instant d'après, les problématiques n'ont rien en communs avec les miennes.

Et puis, je préfèrerais parler avec une personne en chair et en os.

La solitude est totale.

Cette solitude a différentes saveurs, elle est complexe.

Elle peut être douloureuse et effrayante par moment et se révéler réconfortante et apaisante dans d'autres circonstances. Mais elle m'est bénéfique. Elle me nourrit et elle me rend plus forte.

Elle a plus ou moins toujours fait partie de moi. Une part de mon être est solitaire et cet isolement a su m'apaiser dans certaines situations.

C'est pourquoi, je ne vis pas spécialement mal ces instants solitaires.

Certes, je suis seule face à mon problème mais je suis inondée de présence dans ma vie quotidienne.

J'ai une famille aimante et des amis fidèles.

Alors, il est vrai qu'au départ, je discute de mes chicaneries avec Julien, avec mes parents et avec des amies très proches. Mais je pense qu'au bout d'un moment, un léger fossé se creuse.

Je pense que mon interlocuteur ne sait plus quoi me dire ou me conseiller. Et pour ma part, je n'ose plus soûler mes proches avec mes histoires démoralisantes.

Alors au bout d'un moment, je cesse d'en parler.

A quoi cela sert ?

Simplement à m'attrister et à rendre mon entourage mal à l'aise.

Seul Julien lit l'histoire du méchant conte au fil des jours.

Les aventures du monstre de ma culotte.

Mais s'il savait à quel point ce scélérat est omniprésent dans mon corps. J'ai honte même d'admettre que j'y pense tout le temps.

Peut-être que je deviens obsessionnelle et que je n'ose pas l'avouer à Julien.

Mais je poursuis mes recherches. Il m'arrive même d'être en colère contre mon écran. Je n'ai pas de bol franchement !

Pourquoi je ne découvre pas de cas similaires au mien ?

J'ai pleuré une fois face à l'absence de réponses. Puis j'ai séché mes larmes et j'ai tapé du poing sur la table.

Je dois me faire une raison. Il n'y a pas de témoignages mais je ne dois pas baisser les bras.

Hors de question. Je vais partir à la conquête d'un docteur qui pourra me soigner.

Les semaines se poursuivent et mes recherches sont laborieuses.

Où trouver un chirurgien pratiquant la chirurgie réparatrice des sexes ?

Je suis attirée par un chirurgien. Son site est alléchant. Mais c'est à Paris.

C'est un frein pour moi. Environ cinq cents cinquante kilomètres me séparent de ce praticien.

Je cherche donc des médecins aux alentours de chez moi.

Le plus simple est d'appeler les cliniques.

Nous sommes en octobre 2016.

Je suis naïve, je crois. Mais je suis pleine d'espoir.

J'appelle une première clinique. La personne au bout du fil semble surprise de ma demande.

    — Une chirurgie réparatrice après accouchement traumatique ?

    Désolée, nous ne pratiquons pas ce genre d'opération.

Petite déception.

Mais j'appelle une autre clinique dans une autre ville.

Même réponse.

Oups, mon baromètre espoir chute à grande vitesse. Je décide d'appeler une clinique dans une plus grande agglomération.

Et la réponse est aussi décevante.

Je me sens désarmée. Pourtant, je n'ai pas l'impression de chercher l'impossible.

La médecine fait de si belles prouesses, des merveilles chirurgicales tellement plus complexes que mon zizi.
Non ?
Et puis, je tombe sur un cabinet de chirurgie esthétique, plastique et réparatrice proche de chez moi.
J'appelle et je répète mon trouble auprès de la secrétaire :
> — Je sais que le docteur pratique les reprises d'épisiotomie mais je ne sais pas si elle répare des béances vulvaires. Le mieux serait d'en discuter directement avec elle.

Je prends donc rendez-vous avec cette femme pour le 23 février 2017.
Je sais que cette femme ne m'opèrera pas. Mais, la rencontrer me permettra d'avoir son avis et peut-être qu'elle aura des réponses à m'apporter.
Sait-on-jamais !
Mais la déclaration de Julien trotte de plus en plus dans ma tête.

> — Tu dois aller sur Paris Marion, c'est plus sérieux.

Il me l'a dit dès le début mais je devais éliminer toutes les autres options avant d'y songer.
Mais comme les options n'existent même pas, je crois que la solution s'impose à moi.
Je retourne des dizaines et des dizaines de fois sur le site de ce chirurgien sur Paris.
Je lis. Je relis. Je découvre. Je redécouvre. J'apprends et je réapprends à chaque lecture.
Je lis les témoignages de sa patientèle.
C'est lui.
Mon intuition revient en force.
Et je l'écoute.
Je vais appeler le cabinet.
Après tout, j'ai le droit de le rencontrer.
Alors par un jour de début novembre 2016, je compose le numéro de ce chirurgien et une femme décroche.
C'est la secrétaire du docteur.

Mon cœur s'emballe lorsqu'elle me demande pour quel genre d'opération j'appelle.

Pour la énième fois, je répète :

> — Pour une reconstruction vaginale avec une béance vulvaire.

Je m'attends à une réponse décontenancée mais ce n'est pas le cas.

> — Très bien Madame. Par contre, je ne pourrai pas vous proposer de rendez- vous avant le 9 février 2017.

A cet instant, un tourbillon d'interrogations agite mon cerveau.

Je suis à la fois agréablement surprise que cette femme ne soit pas dérangée par ma demande, mais à la fois, cela signifie que cette opération est susceptible d'être réalisée.

A présent, j'ai les boules.

En plus, elle me propose une date !

Que faire ?

Et si je raccrochais brusquement ?

Non je plaisante !

(Enfin ce n'est pas si sûre !!)

Lorsque vous êtes en attente depuis un bon moment et qu'enfin on vous dit que c'est possible, on se demande s'il n'y a pas anguille sous roche.

Mais d'ailleurs, le 9 février, c'est un quel jour ?

> — Un jeudi madame. Cela pose un problème pour vous ?

Cette femme est très gentille. Elle est patiente avec moi.

Moi, je suis complètement larguée. Le jeudi, ça ne m'arrange pas du tout, je travaille.

> — Et le lundi cela est possible ?

> — Je suis désolée Madame mais le docteur est en opération le lundi et le mercredi. Et le mardi matin et le jeudi matin, il est en consultations post-opératoires. Il consulte le mardi et jeudi après-midi et le vendredi toute la journée au cabinet.

« Bon ma petite Marion, il va falloir te décider.

La Madame ne va pas passer deux heures à attendre que tu te décides. »

Cette prise de rendez-vous signifie pour moi que les choses deviennent concrètes en quelques secondes.

— Ok pour le jeudi 9 février alors.

— Très bien Madame. Je vous propose quatorze heures quarante.

— Parfait.

Parfait de quoi ?

Je n'en sais rien du tout en fait.

La seule chose dont je suis certaine c'est que ce jour-ci, je travaille.

Alors je vais devoir y remédier.

Toucher la corde sensible

Les jours passent doucement mais sûrement.

Ma responsable a consenti à ma demande. Mon jour de repos sera le jeudi au lieu du mercredi.

Je me sens bien. Je ne pense pas trop à mon futur rendez-vous prometteur.

Cela m'apaise de savoir que je vais rencontrer un professionnel spécialiste de la réparation chirurgicale.

D'ailleurs, je profite de cette attente pour m'occuper d'un autre petit bobo.

Depuis le 25 octobre, je souffre d'une douleur au poignet.

Nous sommes en décembre et la douleur est toujours présente donc je prends rendez-vous auprès de mon ostéopathe.

Ce même médecin que j'ai vu le 27 mars 2013 lorsque je ne cicatrisais pas de ma déchirure périnéale.

Celui qui, pour moi, a participé assidûment à ma guérison totale.

Je m'y rends le 16 décembre 2016.

Je sais qu'il consigne tout sur papier. Je sais aussi qu'avant toute consultation, il relit le dossier.

Le problème c'est que je viens pour mon poignet et aujourd'hui je n'ai pas envie de parler de mon entrejambe.

Mais il ne m'a jamais revue depuis la dernière fois, il voudra sans doute prendre des nouvelles.

Nous verrons bien.

J'attends dans la salle d'attente. Je suis tendue.

Cet homme me donne la sensation de lire en moi comme dans un livre ouvert. Cela doit être la troisième fois que je le rencontre mais il a souvent perçu des choses en moi que je n'avais pas énoncées verbalement.

Il arrive vers moi et nous nous dirigeons vers son bureau. Je prends place dans un fauteuil pendant qu'il s'installe face à son bureau et à moi-même. Il sort mon dossier et il commence la lecture.

Je ne parle pas.

Il rompt le silence en me demandant le but de ma visite.

J'évoque ma douleur au poignet.

Après quelques échanges explicatifs, je retire chaussures, pantalon et tee shirt. Je reste en sous-vêtements.

A sa demande, je m'installe sur la table.

La séance commence alors réellement et petit à petit, je me détends.

Au bout d'une longue période de sérénité pour moi, il m'annonce que je souffre d'une petite entorse et que d'ici trois semaines, la douleur disparaitra.

Mais en attendant la fin de ce délai, je dois me préserver.

Je ne dis rien, mais je me dis que cela va être compliqué pour moi. J'ai un enfant en bas âge que je porte toujours et au travail, j'entame une période riche en mouvements.

Mais je ferai de mon mieux.

Nous retournons nous asseoir.

Je suis ravie, il n'a été question que de mon poignet.

Mais mon ravissement est de courte durée.

> — Votre bassin est tout bloqué, surtout du côté droit, comme si vous ne vous relâchiez jamais.

Il appuie sur la corde sensible avec une seule phrase. J'ai envie de pleurer. Les larmes sont au bord de l'explosion mais j'arrive à me contenir.

Je ne vais pas chialer quand même.

> — C'est normal.

Silence. Je respire et je reprends :

> — Je ne me relâche jamais. Je ne peux pas. Je contracte sans cesse.

Commence alors un échange entre nous. Je baisse les armes et je dévoile le thème général.

> — Le corps médical ne m'apporte pas de réponses satisfaisantes alors j'ai dû fouiné et je viens de trouver un chirurgien que je vais rencontrer en février.

Il me regarde attentivement :

— Et vous l'avez trouvé comment ce chirurgien ?

— Sur internet.

Ma réponse le laisse dubitatif.

— Il faut faire attention avec internet. Comment être sûr que c'est quelqu'un d'approprié ?

— Je ne suis pas sûre mais il faut bien que je me débrouille. Si je n'y vais pas, je ne saurais jamais. Et puis, ce n'est qu'un premier rendez-vous. Il ne m'oblige à rien.

Ma réponse le convainc et de toute façon, il n'a rien à m'apporter. Sa déclaration me le confirme :

— C'est vrai que je ne suis pas en mesure de vous apporter de réponses moi-même. Je ne saurai vous diriger vers quelqu'un de compétent pour votre problématique.

Par contre, si jamais vous vous faîtes opérer, revenez me voir trois mois après, je débloquerai votre bassin mais pour l'heure, je comprends le blocage de votre bassin. Vous le faîtes pour avoir une maîtrise sur votre corps. Cela doit être éprouvant.

— Je n'ai pas le choix mais j'ai un périnée super musclé.

Il sourit.

Plus tard, je quitte ce lieu avec pour seule pensée :

« Oui docteur, si je reviens vous voir, c'est que je me serais faîtes opérer.

Je l'espère de tout cœur. »

Se faire la malle

Le 27 janvier 2017, je n'ai plus mal au poignet et cela tombe à pic car aujourd'hui c'est destination « cadeau de Noël ! »
Je me rends avec mes enfants dans un gîte pour un week-end où je retrouve mes parents, mon frère et ma belle-sœur.
Un cadeau de noël pour mes parents.
Je m'y rends seule car Julien travaille et il n'a malheureusement pas eu la possibilité de se libérer.
C'est un joli séjour. Le lieu est sympa et il y a un jacuzzi.
Nous décidons d'en profiter avec mon frère, mon papa et ma maman le samedi en fin de journée.
Ma belle-sœur se propose gentiment de garder les enfants en attendant que nous nous délassions quelques temps.
C'est un moment fort agréable.
L'eau est chaude à point et les bulles malaxent notre peau.
Un pur instant de détente où tous les muscles se relâchent.
C'est d'autant plus plaisant que le temps extérieur est glacial.
Tandis qu'ici tout est chaleur et cocooning.
Mais après un long moment passé dans le bain bouillonnant, il est temps de sortir.
Nous sommes dans une pièce commune mais nous nous octroyons chacun une petite place pour nous changer discrètement à l'aide de nos serviettes de bain.
Après m'être séchée, j'enfile mon slip.
J'insère ensuite une jambe dans mon pantalon. Je m'apprête à mettre l'autre jambe quand tout à coup ma culotte est entièrement trempée.
Nom d'un chien, d'où sort cette eau ?
Ce n'est pas vrai, l'eau s'est infiltrée pendant le bain.
Elle était restée à l'intérieur de mon vagin. Et dans un de mes moments de faiblesse, lorsque je lève ma jambe, les muscles de mon périnée lâche prise et l'eau prend la poudre d'escampette.

J'ai une envie soudaine de pleurer.

Pleurer de colère.

Il faut toujours que ce vagin gâche les moindres instants sympas.

Mon slip est tout mouillé. C'est impressionnant. Mon trou est si grand que l'eau rentre sans problème. Et la quantité d'eau à chaque fois est importante.

Il m'arrive souvent de faire des bains chez moi et j'ai pris l'habitude d'évacuer cette eau dès ma sortie de la baignoire.

Je m'enroule dans mon peignoir et je pousse.

Oui, comme si je devais expulser quelque chose de mon vagin.

Alors ce jour-là, je n'aurais pas dû être surprise.

Mais je me suis faîte avoir comme une bleue.

J'ai oublié de faire ma gymnastique.

Je suis prise dans la bonne humeur et je néglige les pouvoirs magiques de cette gigantesque vulve.

J'oublie de faire sortir ce liquide de mon intérieur.

Je me sens si vulnérable. Je suis fatiguée et cette culotte mouillée me désespère.

Je ne dis rien. Je ravale mes larmes de fureur.

Je termine de boutonner ce pantalon sur mon sous-vêtement inondé.

C'est si désagréable.

Nous quittons les lieux et nous retournons à l'intérieur du gîte.

Discrètement, je m'éclipse quelques secondes dans la chambre pour changer de culotte.

Et je me rassure :

« Un jour Marion, tu seras réparée et cela ne t'arriveras plus. »

Avoir le nez creux

Le 9 février 2017 approche à pas de velours.

Cette attente est onctueuse, presque délicieuse.

Le simple fait de savoir que je détiens peut-être LA clef, suffit à m'apaiser et à me réjouir.

Je ne suis pas pressée. Je savoure cette attente. J'ai la sensation de ne plus être seule. Alors peu importe le temps que cela prendra.

Les témoignages sur le site de ce professionnel m'ont conquis. Je suis en paix à présent.

Le week-end avant mon rendez-vous, je prépare mon itinéraire pour mon trajet en voiture. Je ne suis jamais allée seule à Paris. Mais je n'ai aucune appréhension. Je me sens en sécurité dans ma voiture. La conduite ne m'a jamais déplu, au contraire.

Etre seule au volant, me donne le droit d'être paisible, de songer sans discontinuer pendant de longues heures.

Après discussion avec Julien, nous décidons que je dois partir tôt le matin pour arriver en fin de matinée. Je dois compter environ cinq, six heures de route avec les pauses et une bonne circulation.

Cela me laissera le temps de déjeuner et de me rendre au rendez-vous.

La veille du départ, je ne pense pas à ma journée du lendemain.

Ma journée professionnelle est riche et elle ne me laisse pas le temps de penser.

Le soir venu, je me couche tôt et je m'endors rapidement.

Ma nuit semble courte, le réveil sonne déjà. J'ai bien dormi.

Je me prépare et je prends mon petit déjeuner.

J'apporte du café pour la route, un livre pour l'attente, un slip de rechange et des lingettes intimes.

Après une longue route, rien de plus rafraîchissant qu'une petite toilette, surtout précédant un rendez-vous gynécologique !

Et en avant Paris !

La route se passe à merveille.

La circulation est plutôt fluide. Je suis au cœur de la capitale.

Je me sens comme une touriste.

J'oublie un instant la raison de ma venue ici.

Il fait gris mais cela n'enlève en rien le charme de toutes ces architectures que je longe.

Il y a un épais voile gris qui enveloppe mon habitacle. Un brouillard mélangé à la pollution ou l'inverse, mais peu importe, cette brume donne une certaine élégance à ce paysage. Il dévoile les bâtiments au fur et à mesure que j'avance.

Et tout à coup, je la vois. Elle se dresse face à moi. Elle est saisissante.

La dame de fer.

Elle est toujours aussi impressionnante lorsque l'on se retrouve face à elle.

Elle me paraît presque insignifiante à la télévision mais ce jour-là, elle a une autre saveur.

C'est tout un symbole pour moi d'être ici.

Ce monument me fait frissonner. C'est comme si elle me donnait sa bénédiction.

C'est une drôle de sensation pour moi. Je me sens comme protégée par cet ouvrage magnifique.

Je délire, non ?

Mes rêvasseries sont très vite troublées par les voitures, les motos, les taxis qui m'entourent. Ils ne sont pas là pour flâner.

Ces engins déboulent de tous les côtés, je dois rester concentrée. Il manquerait plus que j'ai un accrochage.

Soudain, j'y suis !

Je suis dans la rue du chirurgien.

Un quartier huppé.

Je me sens encore plus étrangère.

Je dois trouver une place pour me garer à présent.

Rien de plus simple.

A quelques centaines de mètres du cabinet, je découvre un parking souterrain.

Je m'y engouffre sans attendre. Je trouve une place libre immédiatement. Je me gare et je coupe enfin le contact.

Je stoppe le son de la musique, je pose ma tête sur l'appuie-tête, je ferme les yeux et je prends une grande inspiration.

Un bref moment de détente.

Je m'étire et je délasse mon dos endoloris.

Je ne tarde pas à quitter mon siège, tout mon corps a besoin de mouvements.

Il est à peine midi.

Je vais pouvoir me dégourdir les jambes, découvrir les alentours et me restaurer avant la rencontre.

Il fait lourd dans ce sous-sol. Je n'aime pas ces lieux. Ils m'ont toujours fait peur.

Deux hommes lavent une voiture d'un particulier. Ils me regardent avec insistance pendant quelques secondes.

Je détourne le regard. Il est très facile d'avoir la trouille. Surtout pour une fille qui lit des thrillers.

Je remonte rapidement à la surface et l'air est vivifiant.

Cette avenue est prodigieuse, tant par les bâtiments, que par les luxueuses voitures ou les individus que je croise. Des hommes et des femmes tirés à quatre épingles montant dans de somptueux bolides.

Je commence à longer cette longue avenue. Je veux voir de plus près mon lieu de rendez-vous. Je marche lentement, je ne suis pas pressée.

J'aperçois au loin la porte gigantesque.

Je suis enfin face à cette imposante entrée, mais je ne distingue pas de plaque indiquant le nom du docteur.

Je dois m'avancer sous le porche.

A ma gauche, j'aperçois une double porte vitrée, comme une conciergerie. Un petit bureau de secrétaire où se trouvent deux femmes qui conversent.

Et mes yeux sont soudain attirés par une multitude de plaques dorées qui se superposent les unes aux autres.

Je cherche le nom du chirurgien que je dois rencontrer.

Enfin, je tombe sur l'indication qu'il me fallait.

Docteur Signum.

Pour me rendre à son cabinet, je dois traverser une petite cour et pénétrer dans le bâtiment qui me fait face, à quelques dizaines de mètres.

J'arrive devant la porte de l'immeuble et je m'engouffre à l'intérieur. Il fait sombre. Je dois monter au premier étage. Un imposant escalier en colimaçon me fait front. Je décide de monter. Je suis curieuse de voir où je me rendrai en début d'après-midi.

C'est une première pour moi la montée des marches sur le tapis rouge ! Les marches sont garnies d'une épaisse et moelleuse moquette rouge.

Quelle ambiance !

Je monte cet escalier à pas de velours. Je m'imprègne de cet endroit.

Me familiariser avec les lieux me rassure.

Arrivée au premier étage, je me retrouve face à cette porte massive indiquant qu'il faut sonner avant son ouverture.

Ma curiosité assouvie, je parcours le chemin en sens inverse.

Je décide de trouver un lieu pour déjeuner car je commence à avoir faim.

Je traverse l'avenue, je bifurque à gauche, je longe une rue perpendiculaire et je débarque dans une autre avenue parallèle à la première.

Un boulevard plus animé, bordé de restaurants, de cafés et de magasins.

Je repère une enseigne de restauration.

Le lieu est bondé.

Je commande et je reçois mon dû rapidement. Je grimpe à l'étage. Malgré la foule, je détecte un emplacement parfait.

Un tabouret haut face à sa table m'attend. Je m'installe et je me retrouve face à une fenêtre.

L'idéal.

J'ai une vue imprenable sur l'avenue. Je ne m'ennuie pas pendant mon déjeuner tellement j'ai de choses à observer.

Une fois mon repas englouti, je quitte les lieux et dehors, je repère un salon de thé.

Moi qui ai très envie de boire un café, je suis ravie de pénétrer dans cette pièce chaleureuse.

Dilemme !

Quel café choisir ?

Un nombre incalculable de cafés différents s'offrent à moi.

Comme j'ai peur d'être déçue, je me la joue classique. J'en profite pour accompagner ce breuvage d'un dessert.

Une fois ma commande en main, je jette mon dévolu sur ce canapé moelleux qui me fait de l'œil depuis mon arrivée.

Je ne vois pas le temps passer.

Entre mes lectures, quelques échanges via mon téléphone, il est déjà presque quatorze heures trente.

Je me rhabille chaudement et je quitte mon voluptueux sofa.

J'hésite un moment sur le trottoir. Pendant quelques secondes, j'essaie de me repérer. Cela ne dure pas longtemps. Je traverse l'avenue et je poursuis mon chemin.

Une dizaine de minutes plus tard, je me retrouve devant cette lourde porte qui me demande de m'annoncer.

Je sonne.

Je patiente et j'entends au loin des bruits de talon qui s'approchent de moi pour tout à coup s'éloigner.

Soudain, je sursaute.

— Oui ? demande la voix d'une femme.

Le son résonne intensément sur le palier. Je me suis laissée surprendre !

Je m'annonce. La porte cède et j'entre à l'intérieur.

La secrétaire est installée derrière son bureau et elle discute avec une patiente assise face à elle.

Elle s'interrompt quelques secondes afin que nous puissions nous saluer et elle me propose gentiment de patienter dans la salle d'attente derrière la porte sur ma droite.

Un patio jouxte le secrétariat et parallèlement à celui-ci se trouve les toilettes. Je m'y rends car le café a eu raison de ma vessie.

Lorsque je pénètre à l'intérieur de ce cabinet de toilettes, je n'en crois pas mes yeux.

Je n'ai jamais vu de pareils water-closets.

Elles associent une propreté irréprochable et une décoration moderne et soignée.

C'est tellement propre que l'on ose à peine salir l'intérieur de la cuvette. C'est dire !

Après m'être soulagée, je me lave les mains et je commence une petite toilette intime.

Je trouve déjà compliqué de devoir de nouveau montrer « ma chose gigantesque » à un inconnu, alors ce léger rafraîchissement me met davantage en confiance avant de me faire analyser l'entrejambe.

Une fois terminé, je quitte les lieux.

La secrétaire est à présent disponible alors elle m'invite à m'asseoir à son bureau.

Nous abordons les renseignements personnels dont elle a besoin pour ouvrir mon dossier.

Avant de conclure cet entretien, elle souhaite savoir comment j'ai fait la découverte du docteur :

— Par internet.

Elle note ma réponse, puis elle se lève et elle m'accompagne jusqu'à une double porte battante de taille magistrale qu'elle ouvre sur la salle d'attente.

La pièce en jette.

Elle reste impressionnante malgré le nombre de fois où je l'ai vue sur le site internet.

Cela parait toujours irréel sur un écran mais cette fois, j'y suis pour de vrai.

C'est un peu majestueux.

Une grande pièce surplombée d'un haut plafond blanc avec de jolies moulures.

Les murs sont de couleurs gris perle avec des petites moulures comme des encadrements ornés de baguettes couleur or.

Le sol est recouvert d'un parquet bois posé en point de Hongrie.

Une table en verre séjourne au milieu de la pièce. Autour de cet élément central se trouvent deux canapés et quatre fauteuils de couleurs gris souris.

Je m'installe sur un fauteuil situé près d'une fenêtre.

Un siège massif où je me laisse emporter dans ces bras musclés.

Superbe assise.

Une seule personne est présente avec moi, une femme assise sur l'un des canapés.

J'observe de nouveau cette pièce.

Je ne l'avais pas vu en arrivant et pourtant il est si impressionnant.

Un colossal lustre qui habille la pièce. Je le trouve grossier et il n'est pas du tout à mon goût mais celui-ci trouve naturellement sa place dans cette ambiance.

Un lustre qui prend ses racines dans l'ancien mais qui se veut moderne.

Tout un art.

Sur ma gauche, La porte !

Celle qui s'ouvrira d'un instant à l'autre sur le cabinet du chirurgien.

Rien qu'à cette pensée mon cœur bat la chamade.

Tout à coup, j'ai peur de le rencontrer. Je me demande ce que je fais ici.

Est-ce que tout ce cirque en vaut la peine ?

Et si tout était dans ma tête ?

Il va peut-être me prendre pour une folle et me transmettre le nom d'un psychologue.

Cela serait la plus douloureuse des conclusions qu'il pourrait me faire.

Je suis alors beaucoup moins sûre de moi.

Depuis quelques temps, je ne fonctionne qu'aux sensations, aux pressentiments.

Mais est-ce bien sérieux ?

Je m'écoute sans doute trop.

Il y a bien pire dans la vie que d'avoir un cratère entre les jambes, non ?

Mais je dois croire en moi et rencontrer ce monsieur.

Ensuite, je pourrai choisir la finalité.

Je suis troublée par des pas rapides et déterminés qui s'approchent de cette fameuse porte.

Une porte s'ouvre mais pas celle que je fixe.

Pourtant, je suis certaine que le bruit vient d'ici.

Mais si, la porte s'ouvre enfin. Une double porte ! Voilà le mystère.

Il est là.

Le chirurgien.

Cet homme est charismatique, d'autant plus qu'il me scrute. Il ne détache pas son regard du mien même lorsqu'il appelle l'autre patiente.

C'est déstabilisant.

Je sais pertinemment que lorsque je vais être assise face à lui, cela sera très dur pour moi de lui dévoiler le but de ma visite.

Il finit par me sourire.

Puis, il succède à la femme qui est passé devant lui et il referme la première porte, puis la seconde.

Prendre mes jambes à mon cou ! Tel est mon état d'esprit sur l'instant.

J'ai envie de fuir.

Cet homme m'a mise si mal à l'aise.

La quarantaine bien passée, bel homme, costard trois pièces.

Le parfait bobo-parisien, bien hautain qui va rencontrer une pure campagnarde.

Mais d'après les témoignages laissés par les gens passés entre ses bistouris, il a de quoi se la péter.

Attendons de voir.

Environ quinze minutes plus tard, j'entends une porte s'ouvrir.

Mais les bruits proviennent de derrière la porte par laquelle je suis entrée.

Les patients quittent le cabinet par une autre porte sans repasser par la salle d'attente.

Coup de pression.

Il va arriver.

C'est fou, je balise comme si je jouais à cache-cache et qu'on allait bientôt découvrir ma cachette.

En moins de temps qu'il ne faut pour le dire, il est face à moi. Il a une façon si intense de regarder les gens.

Peut-être qu'il fait des pronostics sur le but des visites de ses patients !

C'est ce qui me vient instantanément à l'esprit. J'ai l'impression qu'il se demande pourquoi je viens.

Il va vite le savoir !

Il m'invite à m'asseoir face à son bureau.

Un beau bureau moderne, lumineux et épuré toujours accompagné de ce magnifique parquet, qui amène à la pièce la chaleur nécessaire pour se sentir mieux.

A cet instant, je ne regarde pas la pièce à droite qui jouxte son bureau.

Je ne suis pas bien.

Il prend place en face de moi et il commence à tapoter sur son clavier en me demandant le but de ma visite.

J'énumère les faits avec ma béance vulvaire, mon extraction de la muqueuse vaginale suite à deux accouchements dont le premier était traumatique.

Il me regarde de nouveau :

    — Vous avez mal lors des rapports sexuels ?

    — Non.

    — Vous n'avez plus de sensations lors des rapports.

    — ... Si, mais c'est différent par rapport à avant.

— Vous voulez que je vous opère pour retrouver de meilleures sensations ?

— … Non. Je voudrai le faire car je souffre de bruits vaginaux très handicapants. Je ressens aussi une grande gêne lors des rapports au niveau anal. Et toute cette muqueuse qui ressort de mon vagin me répugne.

Silence.

Je sens que lui non plus ne prend pas réellement ma plainte au sérieux.

Il insiste :

— Oui, il est vrai qu'après un ou plusieurs accouchements, les patientes viennent me voir car la vulve s'est agrandie. Ce qui est normal. Elles veulent retrouver une entrée vaginale plus naturelle afin de ressentir plus de sensations lors des rapports sexuels.

— Pour être tout à fait franche avec vous, je ne reconnais plus mon sexe et je n'arrive pas à vivre avec.

— Et votre mari, il en pense quoi ?

Second silence.

Sa question me déroute car il a l'air très intéressé par ma vie sexuelle. C'est vrai que ça compte beaucoup mais je pense qu'il ne se rend pas compte de l'état physique de ma vulve et de mon vagin.

Il sent ma déroute.

Il m'aiguille sur sa question :

— Est-il gêné lors des rapports ? Manque-t-il de sensations ?

— Je ne sais pas, je ne pense pas. Enfin, il ne me le dit pas et de toute façon, il n'a pas le choix, il fait avec.

Je ne sais plus quoi lui dire. Je suis perdue.

— Très bien. Je vais vous ausculter. Je vous laisse aller dans la pièce à côté et vous installer.

Nous nous levons. Il me désigne le cabinet.

Un cabinet vêtu de blanc. Le sol ressemble à du marbre.

En est-ce vraiment ?

Je ne suis pas connaisseuse mais cela y ressemble.

C'est tellement blanc que l'on ose à peine y poser ses pieds, de peur de laisser une empreinte.

A sa demande, je pénètre dans cette pièce. Il recule et il referme deux portes battantes immenses montées sur rail qui parcourent toute la largeur de la pièce.

Je me déshabille à la hâte. Je n'ai pas envie qu'il arrive alors que je suis encore sur le point d'ôter une patte de mon pantalon, de trébucher et de m'affaler par terre devant lui en petite culotte !

La honte !

Mais pourquoi de telles images parasitent mon cerveau ?

J'ai le temps nécessaire pour me dévêtir et je pose mes affaires sur une chaise.

Je m'avance vêtue en haut et dévêtue en bas près de la table d'auscultation blanche où se positionne un tabouret blanc sur son côté gauche.

Derrière moi, il y a un placard de couleur blanc intégré dans le mur.

Au milieu de la pièce se trouve un grand plan de travail habillé de blanc et doté d'un robinet.

Le plafond blanc est orné de son luminaire, lui aussi couleur neige.

Le mur et la porte de sortie en face de la fenêtre sont également blancs.

La seule pointe de couleur est le mur qui est face au bureau de cet homme.

Un joli vert sauge qui donne une certaine douceur à ce lieu qui semble presque trop pur.

Je patiente très peu.

Il arrive.

Il me sourit et il me propose de m'installer sur la table.

Je m'allonge les jambes encore fermées.

Il s'éloigne près du plan de travail où il attrape quelque chose et il revient vers moi de nouveau.

Cette scène est très étrange.

Il est là devant mes pieds, il est en costume trois pièces et il enfile des gants en latex.

Il ne porte pas de blouse.

Je ne sais pas. Il y a quelque chose de déroutant dans cette scène.

Celle-ci devient presque cocasse. Comme si, une caméra allait surgir :

« — *Action, ça tourne !* »

Une bien mauvaise scène !

Bref.

C'est le moment.

J'appréhende.

Je fixe ses yeux.

Je veux lire une réaction dans son regard.

J'écarte les jambes et ses yeux se posent sur la zone à observer.

Et tout change dans son regard.

Je sais qu'il sait. Il comprend enfin ce que je lui expliquais précédemment. Il suffisait juste d'aller jeter un œil.

    — Et c'est quoi cela ? me demande-t-il.

Il appuie.

    — La masse ? suggère-je.

Il acquiesce.

« *Oh oui, j'avais oublié de lui parler de ce truc aussi !* »

    — C'est un bourgeon granuleux. On m'a fait passer une IRM mais ce n'est rien de grave.

Il fronce des sourcils.

Il m'annonce qu'il va toucher.

Il palpe.

Il me demande de contracter et il regarde de plus près.

Cela dure très peu de temps.

Il retire ses doigts et il enlève rapidement ses gants. Il me dit de me rhabiller et il retourne à son bureau.

Je remets mes vêtements et je m'aventure jusqu'à ma chaise en face du chirurgien.

Il pianote sur son ordinateur. Il est concentré et je n'ose pas parler.

Et soudain, le couperet tombe :

> — Je peux vous opérer. Je peux réduire l'entrée du vagin
> et faire une entrée naturelle de deux doigts.

> — Parce que là je suis à combien ?

Quelle question ai-je posée ?

Il y a quelque chose dans son regard.

Un soupçon de compassion ?

Je ne saurai l'expliquer mais je le sens plus compréhensif de mes plaintes. Il y a aussi comme une gêne.

> — On s'en fiche.

Il me sourit et il repose ses yeux sur son écran. Mais je le fixe toujours car je suis abasourdie par sa réponse.

Comme il sent que je l'observe toujours, il retourne les yeux vers les miens et d'un simple regard, je renouvelle ma question.

> — Non, non, vraiment, je vous assure on s'en fiche. Ce
> n'est pas important.

Il ne veut pas me répondre.

J'hallucine.

Je ne lui en veux pas mais je sais pourquoi il ne formule pas de chiffre.

Il ne veut pas me blesser.

Oh oui, je le sais quelle est grande cette entrée mais j'ose croire à présent qu'elle est encore plus impressionnante que ce que je pensais.

C'est le poing que l'on peut rentrer chez moi !

N'est-ce pas ?

Tout à coup, j'ai honte, si honte. Je me sens difforme, anormale et dégoûtante.

Mais mon désarroi est rompu par la poursuite de son discours :

> — Je peux donc vous refaire une entrée naturelle de deux
> doigts. Si je le peux, je rallonge la distance ano-vulvaire
> qui est vraiment courte chez vous et qui explique vos
> gênes lors des rapports intimes.
>
> Je dois dans un premier-temps resserrer les muscles
> pelviens et dans un deuxième temps, je retire
> l'excédent de muqueuse.

Par contre, lors de cette opération chirurgicale, il y a un risque qui n'est pas à négliger.

Cela ne m'est jamais arrivé dans ma carrière mais votre distance entre l'anus et le vagin est si petite qu'il y a des risques de fistules.

Il effectue une pause. Mon expression du visage est un véritable point d'interrogation alors il poursuit :

— Pour procéder à cette vaginoplastie, je dois passer par la cloison entre l'anus et le vagin. Si je perfore cette paroi, qui chez vous est très petite, il y aura un passage direct entre votre vagin et votre anus. Et là, les choses se compliquent. Cependant, je n'ai jamais eu cette problématique lors de mes opérations.

Mais je me dois de vous informer des risques que vous encourez face à cette opération importante.

Notre échange se poursuit encore un peu sur le déroulement de l'opération.

En ce qui concerne le délai de l'opération, il évoque le mois de mai.

Au fond de moi, c'est ce que j'espérais.

Juste avant l'été, c'est parfait.

L'idéal vis-à-vis de mon travail et pour ne pas être en convalescence pendant la période estivale.

Le premier contact touche déjà à sa fin.

Il me salue et il m'invite à retourner voir la secrétaire.

Je discute avec cette dernière. Je lui fais part de mon besoin de réfléchir avant de revenir ou non vers elle.

Je quitte ce bureau.

Je me retrouve sur le perron.

La porte massive se referme derrière moi et je me retrouve seule.

Enfin, je me sens bien.

La boule qui s'était cramponnée à mon estomac se volatilise subitement.

C'est un exercice tellement difficile pour moi d'aller parler de mes problèmes. Je n'aime pas me plaindre de mes gênes et de mes douleurs. J'ai tendance à toujours minimiser les choses. La complexité supplémentaire est de bavarder de ces choses avec un inconnu.

De sexe masculin.

Enième difficulté.

Papoter avec un homme inconnu, d'une partie de mon corps qui est la chose la plus intime de tout individu, quelle difficulté.

Parler de moi, de mon sexe, des problèmes quotidiens que je rencontre à cause de ce monstre, évoquer mon conjoint, notre vie sexuelle et de surcroit montrer mon sexe, c'est un peu trop pour une seule personne.

J'ai besoin de marcher au grand air.

Tout à coup, un vent de fatigue m'accable.

Je n'ai plus envie de raisonner car les pensées m'épuisent davantage et pour l'instant elles ne me seront pas bénéfiques.

Je repenserai à tout cela demain matin.

Demain, je saurai quoi faire.

La nuit porte conseil !

Maintenant, il est temps de s'attaquer au retour chez moi.

Malgré la lassitude, le trajet se passe sans encombre.

Après plusieurs heures de route, je suis enfin dans mon cocon.

Ma seule obsession est de me doucher et me coucher.

Arrivée dans notre lit, je m'endors comme un bébé. La nuit est douce et bénéfique.

Au réveil, mon état d'esprit est clair et reposé.

J'ai un peu d'appréhension par rapport aux risques possibles pendant cette opération.

Le risque zéro n'existe pas mais j'ai la sensation que je peux avoir confiance en ce chirurgien.

Pourtant, je suis si mal à l'aise en sa présence.

Le genre d'homme qui ne se prend pas pour n'importe qui.

Justement, ce n'est pas n'importe qui !

Je le sens. Je dois croire en moi et m'écouter. Je dois me faire confiance.

Alors le soir venu, après nos journées de travail, nous en discutons avec Julien.

Sur la question des risques, il me réconforte.

Oui, il y a des risques mais comme pour tout. On n'est jamais sûr de rien mais si on ne le fait pas, on ne saura jamais.

Julien est à fond derrière moi. J'ai son soutien absolu, qu'importe ma décision.

Après nos échanges, il me demande comment je me sens et ce que je désire faire.

Je me sens bien.

Cette rencontre avec Docteur Signum est la clef pour ouvrir la porte de ma nouvelle vie.

Mais comme dans toutes décisions à prendre, on se laisse quelque peu parasiter par les petits démons qui nous susurrent les risques encourus et qui nous rappellent le coût de cette opération.

Surtout en cas d'échec.

Mais j'y ai déjà souvent réfléchi. Je connaissais le montant de l'opération avant même d'aller voir le chirurgien.

Alors petit ange arrive à mon secours et il me rappelle que si l'opération chirurgicale se passe bien, cette reconstruction n'aura pas de prix pour la poursuite de ma vie.

Et après maintes réflexions et après avoir pesé le pour et le contre, ma décision est définitivement prise.

Clair comme de l'eau de roche

Petit ange a gagné !

Le lundi, je suis toujours dans le même état d'esprit.

Déterminée et sereine.

Je sens comme un apaisement. J'ai la certitude que je vais me faire opérer. Et cette conviction me procure une réelle plénitude.

J'appelle donc la secrétaire qui me propose une date pour le 5 mai pour la deuxième consultation, avec une proposition d'opération pour le 29 mai.

J'accepte les dates et je m'arrangerai pour le travail un peu plus tard.

Elle m'informe que je vais devoir également prendre un rendez-vous avec l'anesthésiste en vue de la chirurgie.

Je m'organise et j'appelle l'anesthésiste pour un rendez-vous le 5 mai afin d'effectuer un seul voyage.

Le programme de cette journée commencera à dix heures avec le chirurgien et elle se poursuivra avec l'anesthésiste à midi trente.

C'est parfait !

Ce projet de chirurgie, je l'ai partagé seulement avec Julien.

Quelques amies et ma maman sont au courant depuis longtemps que ce n'est pas trop la fête dans ma culotte mais au bout d'un moment, j'ai cessé les confidences.

Tout le monde arrive à saturation, je pense.

Peut-être que ma maman abordera le sujet si elle remarque que je n'en parle plus.

Et je ne pense pas être prise au sérieux.

Mais comment pourrait-il en être autrement ?

Je n'incrimine personne.

Parce que moi-même, je me suis souvent demandée si ma plainte était fondée. Si j'avais réellement le droit de me plaindre. Si ce monstre était vraiment réel. S'il était aussi handicapant que cela.

Personne ne peut me rassurer. Personne ne peut me dire si j'ai raison d'entamer toute cette procédure.

Même les professionnels ne sont pas clairs.

Ai-je vraiment besoin de me faire opérer ?

Je ne suis pas certaine moi-même.

Il est donc légitime que ma maman et mes amies ne prennent pas la mesure du pouvoir de ce monstre.

Je ne peux pas montrer mon sexe à mon entourage et leur dire :

— Tu en penses quoi toi ?

Parfois, j'ai eu envie de le faire avec ma mère.

Je me sens à l'aise avec elle pour parler de toutes ces choses.

On est plutôt ouvertes toutes les deux.

Mais je n'ai jamais franchi le cap.

Aurait-elle voulu voir ?

Aurais-je pu lire son regard ?

Aurais-je accepté la traduction de ses yeux ?

La honte a gagné. Monsieur le monstre est si laid. Je ne peux absolument pas le montrer.

Même Julien m'a avoué, il y a peu, que je ne l'avais jamais laissé regarder le monstre.

Je ne pensais pas qu'il ne l'avait jamais vu.

Sans m'en rendre compte, je me cachais sans cesse.

Alors finalement comment aurais-je eu le courage d'affronter le regard de ma mère si même mon mari n'a jamais eu le plaisir de rencontrer le monstre ?

Il est une chose de montrer « ma chose » mais il en est une autre d'en parler.

Cela est plus facile alors à présent que ma décision est prise et que le rendez-vous de l'opération fixé, je décide de le confesser à ma maman.

Je sais qu'elle a été peinée d'apprendre que je n'avais pas partagé ce projet avec elle.

Elle sait combien j'ai souffert dans ma chair après le premier accouchement et elle ne comprend surement pas pourquoi je n'ai rien évoqué avec elle.

Mais lorsque je trouve ce chirurgien sur internet et que je décide de le rencontrer, j'ai le besoin vital de vivre cette étape seule.

C'est comme un voyage intérieur. Je veux être maîtresse de tout. Je veux prendre ma décision seule sans aucune influence.

C'est une décision importante et il n'y a que moi qui puisse savoir.

Et puis si tout tombe à l'eau, je n'ai pas le courage de raconter que rien ne se passera finalement.

La déception serait trop grande et cet homme est le dernier de mes espoirs.

Simple formalité

Maman fait partie du voyage pour ce 5 mai 2017. J'apprécie ce partage avec elle.

Auparavant, nous avons échangé sur ce sujet. Je sais à présent pourquoi elle n'est jamais venue me reparler de mon anatomie.

Comme je n'en parlais plus, elle n'osait plus aborder le sujet.

Je ne pensais pas qu'elle se mettait des barrières avec moi. Je pensais qu'elle était plutôt à l'aise mais je me suis trompée. Cette révélation de sa part me soulage.

Savoir qu'elle n'a jamais occulté mon mal-être avec le monstre suffit à me consoler.

Nous partons toutes les deux de bon matin. Le trajet passe relativement vite car nous papotons sans cesse.

Arrivées dans la capitale, je ne me sens pas très bien. Une envie irrépressible me saisit.

Mais où trouver des toilettes ?

Et comme je ne connais pas la circulation, il n'est pas question de perdre trop de temps à trouver des WC.

Je me retiens, encore et encore en espérant arriver vite à destination. Il reste environ cinq, six kilomètres.

Par chez nous, ce sont des clopinettes, mais dans une telle ville, c'est une autre affaire.

Je n'en peux plus. Je vais me faire dessus !

Je tourne au hasard sur la droite et un peu plus loin, je peux garer ma voiture le long d'un grillage.

Ce n'est pas terrible d'uriner en ville, je le conçois mais je ne vois pas d'autres solutions sur le moment.

On ouvre les portières et je commence mes petites affaires. Je n'avais pas tellement prêté attention au lieu mais derrière le grillage en contrebas, se trouve la gare. Les gens sont dans le train.

C'est relativement loin mais je pense que certains doivent me voir.

Tant pis.

C'est le soulagement. On peut repartir.

Pas tout à fait finalement. Ma maman m'imite !

Crise de rires !

Nous poursuivons notre route et nous arrivons peu de temps après dans l'avenue du cabinet du chirurgien.

Je me gare dans le même parking en sous-sol que la première fois. Nous sommes en avance donc nous nous dirigeons vers un parc pour faire une petite balade. Après tant de voiture, cette activité nous délasse.

A dix heures, nous arrivons dans le cabinet et nous prenons place dans la salle d'attente.

Une fois que ma maman s'en est mis plein les yeux avec le décor, elle arrête son regard sur mes chaussures.

Elle n'aime pas mes souliers, des chaussures en toile noire à pois blancs et cette fois-ci, elle me le fait vraiment comprendre.

Un second fou rire nous alpague.

Ces instants précieux partagés nous appartiennent et ils sont bons.

Ce fou rire a réveillé nos sens et nous sommes d'humeur taquine.

Nous regardons alors les patients dans cette pièce. Nous nous questionnons sur le pourquoi de leur visite.

Et nous prenons plaisir à s'imaginer des choses. Nous établissons discrètement des hypothèses.

Notamment sur une jolie jeune femme qui nous semble parfaite.

Qu'a-t-elle donc à refaire ou à réparer ?

Ce petit jeu prend fin lorsque le docteur ouvre la porte et qu'il m'appelle. Je jette un dernier regard à maman.

Je rentre et je prends place sur le fauteuil désigné face à lui.

Un bref résumé s'impose pour se remettre dans le bain.

Il m'explique comment se déroulera l'opération et il me donne des informations plus complètes.

Je vais subir une vaginoplastie complète, une colpo-périnéorraphie.

Elle comporte deux étapes où la première est la périnéorraphie.

Entre le vagin et l'anus nous avons le périnée que l'on appelle le plancher pelvien.

C'est lui qui permet le bon maintien de toute cette zone, du vagin mais aussi de l'anus.

Il joue aussi un rôle très important pour la vessie.

Avec le temps et les accouchements, les muscles releveurs du périnée peuvent se relâcher et donc entraîner un relâchement du vagin.

Il est possible d'avoir également des fuites urinaires ou même anales.

Cette étape qui est la périnéorraphie consiste à resserrer les muscles releveurs du plancher pelvien.

Le principal muscle releveur est celui de l'anus. Le chirurgien pratique alors de solides sutures à cette base car ce sont ces muscles qui assurent le soutien de tout le bassin.

Et grâce à ces sutures bord à bord, l'effet immédiat s'opère. Le diamètre du vagin diminue grâce à ce resserrement.

C'est à ce moment-là que peut se réaliser la deuxième étape qui est la colporraphie.

En procédant au resserrement, tout l'excès de muqueuse va alors ressortir du vagin. Le chirurgien pourra alors retirer tout l'excédent.

C'est en général aussi le moment pour lui de corriger une mauvaise cicatrice d'épisiotomie ou dans mon cas de s'occuper de mon granulome.

Aucune cicatrice ne sera visible car elle sera à l'intérieur de mon vagin.

Et pour procéder à la vaginoplastie, il insèrera ces outils dans la cloison ano-vulvaire.

D'où le risque de fistules.

Il me redemande si j'ai bien pris conscience des risques comme les fistules, l'hématome, l'infection où la phlébite.

J'acquiesce mais je lui suggère d'approfondir mes connaissances sur la fistule, notamment sur leurs complications. C'est ce que je crains le plus.

Il m'explique de nouveau que la fistule est une plaie au niveau de l'anus provoqué par la perforation de la cloison entre le vagin et l'anus lors de l'opération. Un passage se crée entre ces deux orifices.

Et celles-ci peuvent entraîner des cicatrices inesthétiques, une incontinence, des soucis d'hygiène avec le passage des selles vers le vagin, des infections vaginales ou urinaires récurrentes, une irritation ou une inflammation du vagin, du périnée ou de la peau autour de l'anus.

Ainsi qu'un abcès si celui-ci est infecté et qu'il n'est pas traité.

Ouah, cela donne envie de se faire charcuter !

Mais je mesure les risques.

L'opération se déroule sous anesthésie générale et elle dure environ une heure.

L'hospitalisation quant à elle nécessite vingt-quatre heures. Je pourrai ressortir le lendemain en fin de matinée.

Une indisponibilité professionnelle d'environ deux semaines sera nécessaire.

La reprise du sport et des relations sexuelles ne pourra reprendre qu'au bout de six semaines.

Très bien, c'est parti.

Je signe où ?

Il lance la procédure et l'imprimante crache ses feuilles.

Le paragraphe concernant les risques me fait frémir. J'ai beau avoir connaissance de tout cela, je tremblote lorsque je signe ce papier stipulant que je ne pourrais pas me retourner contre le chirurgien si quelque chose se passe mal.

Je le comprends mais c'est flippant.

Une fois la paperasse clôturée, je retourne vers ma maman dans la salle d'attente.

Le chirurgien revient également vers nous quelques instants plus tard.

Il nous rassure. Nous ne devons pas nous inquiéter.

Ces quelques mots tranquillisants échangés arrivent à point nommé.

Nous quittons les lieux afin de poursuivre avec l'anesthésiste à midi trente alors nous ne nous attardons pas trop en route.

Arrivées dans la rue du cabinet d'anesthésistes, nous partons à la recherche d'une place.

A quelques rues d'ici, nous y laissons la voiture et nous poursuivons à pied.

Nous pénétrons à l'intérieur du bâtiment, nous prenons l'escalier et nous arrivons devant une rangée de secrétaires.

Je donne mon nom et une des femmes nous indique la salle d'attente.

Nous nous y rendons mais je n'ai pas le temps de m'asseoir que l'anesthésiste est déjà face à moi.

Je rentre dans son cabinet. Il est plutôt cool. Il me pose des questions sur mon parcours médical, sur mes antécédents, sur mes éventuelles opérations chirurgicales, allergies, maladies...

Il prend ma tension et il écoute mon cœur.

Voilà tout est ok.

Je ressors déjà.

Autant de route pour même pas un quart d'heure de consultation.

Mais c'est le jeu ma pauvre Lucette !

Je retourne dans la salle d'attente. Ma maman est déçue. Elle n'a même pas eu le temps de lire son magazine !

Nous pouffons de nouveau de rire.

Nous quittons les lieux une fois le règlement effectué.

Nous avons faim mais nous peinons à trouver un lieu pour déjeuner. Il n'y a même pas de quoi se restaurer dans les environs proches.

Et nous avons une envie irrépressible de manger un hamburger.

Alors nous reprenons la voiture et nous sortons du centre-ville.

Nous trouvons enfin le restaurant mondialement connu.

Nous nous restaurons. Les lieux sont si sales que cela en devient presque écœurant de manger.
Mais la faim est plus forte que tout.
Une fois le ventre plein, nous rentrons chez nous.

Passer sur le billard

Quelques jours plus tard, la secrétaire m'appelle pour m'annoncer que l'opération prévue pour le 29 mai est annulée car Monsieur Signum a un empêchement professionnel.
Quoi ??
J'attends ce jour depuis tellement longtemps.
C'est une blague ?
Heureusement ma déception est de courte de durée car elle me propose une autre date.
Le lundi 22 mai.
Soit une semaine avant.
Elle me prend au dépourvu mais j'accepte la date qu'elle met à ma disposition.
Après l'appel, je contacte ma responsable. Elle et mes collègues sont d'une grande compréhension. Elles accèdent à ma demande sans problème.
Je vais pourvoir me faire opérer le 22 mai.
Les jours passent vite jusqu'au week-end précédent l'opération.
Je me sens très bien. Je n'ai pas d'appréhension. Je ne suis pas impatiente. Je vis chaque jour qui passe comme les derniers avec le monstre.
C'est un adieu progressif à cet intrus.
Le vendredi 19 mai au soir, Julien, mes enfants et moi-même revenons dans notre région d'origine auprès de notre famille et de nos amis.
Je passe une excellente soirée et un agréable samedi.
Le dimanche midi, nous déjeunons chez mes beaux-parents.
Nous leur confions nos enfants et nous prenons la route avec mon mari en début d'après-midi.
Le trajet se passe sans encombre. Je me sens apaisée.
Il n'y a rien qui entrave ma bonne humeur.

Je ne pense pas au jour J. J'ai l'impression d'être venue passer un week-end en amoureux.

Je profite de chaque instant.

Arrivés dans la capitale, nous trouvons rapidement notre hôtel après avoir garé la voiture dans un parking souterrain.

Nous nous installons rapidement et nous décidons de sortir afin de nous promener dans la ville.

Le temps est très agréable. Il fait doux.

Nous faisons plusieurs kilomètres à travers les rues animées et l'heure du dîner se fait sentir.

Nous trouvons un restaurant.

Je déguste ces instants avec mon mari à mes côtés. C'est étrange, je crois vraiment être en vacances avec lui. Je ne pense pas du tout à l'opération du lendemain.

Et le plus curieux, c'est que je me sens bien dans cette immense ville.

Je suis une véritable rurale. Je ne me suis jamais familiarisée avec les grandes villes.

Pendant mes études, je ne m'y sentais pas bien. Le béton omniprésent, le bruit et la promiscuité avec les gens dans les transports et dans les rues me rendaient nerveuse.

Mais mes différents voyages dans la capitale pour mes rendez-vous m'ont apporté une nouvelle vision de ce monde inhabituel.

Ce dîner est très agréable. Je profite de ce repas car demain midi je ne pourrai pas déjeuner.

Lorsque nous avons terminé, nous quittons les lieux. Il nous faut revenir à l'hôtel et nous avons quelques kilomètres à parcourir.

La ville est plus calme et malgré l'heure tardive, le climat est très clément.

Lorsque nous arrivons à l'hôtel, je fais une douche minutieuse à la Bétadine.

La zone de guerre doit être complètement vierge.

A bat tous les poils !

Je dois avoir les ongles courts et dépourvus de vernis à ongles.

Je me sèche, je me couvre d'un pyjama tout propre et je pénètre dans ce grand lit si douillet.

Ma nuit est paisible et rassurante auprès de Julien.

Au réveil, je pense à mon petit-déjeuner mais je reste sur ma faim.

J'ai seulement droit à un repas léger avant huit heures car mon admission est à partir de treize heures. Je dois être à jeun d'au moins six heures.

Je prends un café, un jus d'orange et du pain avec de la confiture.

Je n'ai pas le droit de consommer de lait et de beurre.

Quel supplice ! Les deux produits que j'affectionne particulièrement le matin.

Nous sommes prêts relativement tôt et mon admission n'étant qu'à treize heures, nous décidons de parcourir la distance entre l'hôtel et l'hôpital à pied.

Il y a sept kilomètres mais nous avons le temps et cela nous permettra de découvrir la ville.

Nous quittons l'hôtel à neuf heures, suivis de près par ma valise à roulettes.

Il fait si beau. Il ne fait pas froid, au contraire, nous sentons que la journée va être très chaude.

J'apprécie cette ballade. Nous prenons le temps car il n'est pas question de transpirer. Je n'ai pas le droit de me désaltérer à ma guise.

A onze heures, nous nous arrêtons dans un bar en terrasse. Deux heures avant l'admission, j'ai le droit de boire une dernière fois.

Une boisson claire comme de l'eau ou du thé. Il fait déjà chaud. J'opte pour un sirop à l'eau.

Le soleil est si bon. Le temps est comme suspendu mais c'est une illusion. Les aiguilles de l'horloge ne se sont pas arrêtées de tourner. Il nous faut reprendre la route pour la clinique. Nous ne sommes plus très loin.

Assez vite, nous nous retrouvons devant cette clinique. Elle ne paie pas de mine et elle n'a rien d'effrayant.

Quoi qu'il en soit, mon cœur se serre un peu malgré tout.

Nous pénétrons à l'intérieur. Il y a du monde.

Nous prenons place en salle d'attente et nous attendons d'être appelé pour le dossier d'admission.

L'attente me paraît longue. Je m'occupe l'esprit en regardant les gens.

Il y a un va-et-vient incessant de patients et de membres hospitaliers.

Il y a plusieurs salles d'attente, et la nôtre est très petite. Face à moi, légèrement sur ma droite, se trouve un petit garçon avec ses parents.

Il me semble si petit. Je le trouve beau.

Pour eux aussi, l'attente est longue. L'enfant commence à s'impatienter ainsi que la maman qui se demande pourquoi cela est si long.

Lorsqu'elle échange avec son mari, j'entends que le petit bonhomme a deux ans (presque comme mon fils). Il doit subir une chirurgie à seize heures.

Il a ingurgité son petit-déjeuner et plus rien depuis. Alors, à presque quatorze heures, ce garçonnet s'agite. Sa mère ne peut lui donner qu'une boisson sucrée.

Je la sens désarmée.

Mais heureusement pour cette petite famille, le petit est enfin appelé.

Ils nous quittent.

Peu de temps après, je suis appelée à mon tour pour faire mon dossier d'admission à quatorze heures trente. Cette formalité est très rapide et un bracelet d'identification m'est posé.

Vers quinze heures, un membre hospitalier vient nous chercher pour nous amener dans ma chambre double.

Nous le suivons et il nous ouvre la porte de mon dortoir pour la nuit.

Une chambre impersonnelle et froide qui me met immédiatement mal à l'aise.

Le lit dans le fond de la chambre sur ma droite est inoccupé.

Il y a plusieurs fenêtres face aux deux lits qui donne sur un patio. Une cour entourée de quatre murs.
L'aide-soignante est douce. Elle m'indique que je dois reprendre une douche à la Bétadine du corps et des cheveux.
Je ne dois pas oublier de retirer mes bagues.
Dès qu'elle quitte la chambre, je ne perds pas de temps. Je m'exécute et j'entre dans ce placard à douche.
Je me savonne avec le précieux liquide jaune qui sent la rose !
Je peine à enlever ma bague de fiançailles, elle me fait de la résistance. Mais avec beaucoup d'eau, de Bétadine et de force, je la retire enfin.
Je me sèche avec les serviettes propres mises à ma disposition. J'enfile ensuite ma blouse médicale et mes petits chaussons jetables.
Je m'installe sur le lit.
A cet instant, ma gorge se serre et je suis envahie d'une profonde inquiétude.
J'ai la trouille.
Julien est assis sur une chaise dos aux fenêtres face à mon lit. Il relève les yeux vers moi et il me sourit :

— Ça va ?

Une interrogation banale, qui sert dans de nombreuses situations de la vie quotidienne.
Mais aujourd'hui, elle prend tout son sens. Je ne peux pas lui répondre. Les larmes montent et ma gorge est si serrée qu'aucun son ne peut sortir de ma bouche.
Je laisse échapper quelques sanglots.
Je me reprends rapidement. Je dois être courageuse.
Mais cette chambre me donne le cafard.
Et puis, j'ai tellement peur de me faire charcuter le zizi.
Je repense soudainement à ces invasions de doigts, de mains, d'instruments que j'ai connus jadis. J'ai eu si mal par la suite.
Je ne veux pas revivre la même chose. C'est une zone si sensible, qui fait si mal lorsqu'elle est maltraitée.
Mais pourquoi ces pensées arrivent maintenant ?
Ce n'est vraiment pas le moment.

Alors je me torture l'esprit pour penser à autre chose. Je me gave la tête de pensées positives.

Je le sais. Si je me laisse aller, je vais pleurer sans discontinuer. Hors de question.

L'attente me paraît encore longue. Je suis si impatiente d'y aller pour en finir une bonne fois pour toute.

Enfin entre quinze heures trente et seize heures, un homme vient me chercher avec un brancard. Je mets ma charlotte et je m'installe sur le lit roulant. Il me recouvre le corps d'un drap. Un frisson me parcourt.

Julien pose une de ses mains sur mon épaule et il me dit que tout ira bien.

De nouveau, j'ai les larmes aux yeux.

Je ne peux pas le regarder, ni lui parler. Je suis trop émotive pour l'instant.

Cela m'énerve.

Je me contrôle de nouveau et je me concentre sur tout ce qui se passe autour de moi afin de me changer les idées et aussi parce que je veux ingurgiter le plus d'informations et d'images dans ma tête.

C'est un nouveau départ pour moi, je veux emmagasiner un maximum de souvenirs.

Mon carrosse se met tranquillement en route et je me sens m'éloigner de Julien.

Dans ces circonstances, je m'imagine me blottir dans son cou et puiser son odeur pour me rendre puissante.

Mais j'arrête immédiatement. Ce n'est pas une bonne idée.

Penser aux bras de mon mari me rend pleureuse.

Je me reconcentre sur ce qui m'entoure.

L'endroit est étrange. Nous longeons des couloirs très étroits et nous nous engouffrons dans un ascenseur.

Nous descendons.

Lorsque les portes s'ouvrent, je suis très surprise par les lieux. Nous sommes dans les sous-sols. Il n'y a donc pas de fenêtres et les espaces sont encore plus étroits qu'à la surface. L'endroit est un peu glauque sans pour autant être flippant.

C'est très surprenant.

L'homme slalome entre les chariots, les fauteuils roulants et tous autres objets nous obstruant le passage.

Le circuit que je parcours est en forme de U élargie.

J'arbore le fond du couloir, un peu en forme d'arrondi où stationnent plusieurs lits.

Je les longe et lorsqu'il y a une place de parking libre, le monsieur m'y gare.

Il s'en va et je commence à regarder ce qui m'entoure.

Sur ma gauche, il y a les autres lits que je viens de dépasser et sur ma droite, je vois deux grandes portes.

Je ne vois pas si le couloir se prolonge ou s'il s'arrête.

Tout à coup, la grande porte s'ouvre automatiquement.

Des hommes et des femmes en blouses de couleur sortent de la salle.

Puis un lit roulant suit le cortège de professionnels berçant une femme qui semble dormir paisiblement.

Mais brusquement, je suis happée par des sanglots qui me prennent aux tripes.

Ils proviennent de ma gauche.

Ce sont des larmes et des cris de détresse.

Lorsque je regarde dans la bonne direction, je vois ce petit bonhomme que j'ai vu plus tôt dans la salle d'attente. Il est dans un petit lit pour bébé avec des barreaux plutôt hauts.

Il est secoué de spasmes tellement il pleure. Son chagrin est immense.

C'est fou, je ne l'avais pas remarqué en arrivant, il devait encore dormir.

Une aide-soignante qui vient me voir pour me demander mon nom, prénom et date de naissance me précise que cet enfant vient de se réveiller de l'opération.

Il hurle « maman ».

Comme pour se justifier, elle me dit qu'il n'a pas mal mais qu'il est juste perdu.

Cette femme repart et les larmes reviennent emplir mes yeux.

Mince ce petit bout va me faire pigner. Entendre un bébé pleurer me touche et il me fait penser à mon fils.

J'entends l'aide-soignante dire au bébé de se calmer.

Je ne la trouve pas très empathique et sur le moment, je ne comprends pas qu'elle n'essaie pas de le prendre dans ses bras. Aujourd'hui, je sais que c'était moi qui étais trop dans la sollicitude.

Ce jour-là, je suis légèrement tendue et entendre un petit-être dans la peur génère la peur chez moi-même.

L'aide-soignante qui voit cela tous les jours ne peut pas se laisser attendrir.

Et puis cet enfant n'est pas douloureux, seulement apeuré.

Enfin, il est emmené pour retrouver ses parents. Je me l'imagine se blottir dans la chaleur des bras de sa maman. Ce petit père va bien dormir cette nuit.

Pendant les minutes qui vont suivre, il va y avoir un défilé de blouses qui s'arrêtent au pied de mon lit.

A chaque fois c'est le même rituel.

On me demande mon nom, mon prénom, ma date de naissance et l'origine de mon opération.

On me pose également une perfusion, puis un temps calme s'offre à moi et je plonge dans mes pensées.

Mais soudain mon esprit est parasité par un homme arrivant de ma gauche.

C'est le chirurgien.

Il est habillé d'une blouse de couleur avec un calot sur la tête.

Sur l'instant, j'ai du mal à le reconnaître et le resituer.

Il est tellement différent.

Il ne ressemble pas à l'homme que j'ai rencontré dans son cabinet.

Cela doit être dû en parti à son costume.

Mais pas seulement. Son expression du visage est différente.

Sur son facies, je lis une profonde concentration mêlée à de l'appréhension.

L'air grave.

    — Bonjour Madame Pottier, ça va ?

Mais sa question n'attend pas vraiment de réponse.
Il reprend :

> — C'est vous qui aviez un granulome ?
> — Oui.
> — Et vous aviez passé une IRM ?
> — Oui.
> — Et qu'est-ce qu'il y avait ?
> — Rien.

Il ne dit plus rien et il semble réfléchir.

> — J'espère que l'on n'y trouvera pas de gag ?
> — Comment ?
> — Elle est vraiment grande votre béance ?
> — ?? Bah oui !!!
> — Il est placé où déjà votre granulome ?
> — Je ne sais plus précisément, à ma droite vers le bas mais… Allez-y, auscultez-moi. Vous voulez regarder ?

Je m'apprête à retirer le drap pour qu'il regarde. Mais il me stoppe. Il me tapote gentiment sur le pied.

> — Non, non, ça va aller, nous allons voir cela au moment venu.

Et il part longer le couloir, les bras croisés, le menton rentré et le regard fixe.

Je n'y crois pas. J'hallucine même.

Qu'est-ce qui se passe ?

Pourquoi toutes ces questions ?

Il semble si peu sûr de lui tout à coup.

C'est comme s'il remettait en question ce pourquoi je suis là aujourd'hui.

Je commence sérieusement à flipper, et ses doutes sont contagieux.

Pourtant, je sais au plus profond de moi que j'ai bien quelque chose dans ma culotte. Il y a bel et bien ce petit monstre qui me gâche la vie.

Mais lorsque la dernière personne qui peut vous sortir de ce mauvais pétrin semble perplexe, que fait-on ?

Mon cœur bat si fort. Je lui en veux même.

Il m'inquiète alors même que je vais grimper sur la table d'opération.

Mon stress fait un bond.

Mais mon sauveur arrive !

Un infirmier se présente à moi. Il est gentil et souriant :

— Comment vous sentez-vous ? Pas trop stressée ?

— Si, ce n'est pas très courant d'être ici.

— Attendez-moi, je reviens.

Je ne peux pas aller bien loin toute façon !

Je le regarde s'éloigner un peu et il revient avec des produits dans la main.

Il m'injecte une substance dans la perfusion.

Je ne plaisante pas, l'effet est quasi immédiat. En quelques secondes, j'ai l'impression d'avoir fumer un joint.

Je me sens si stone.

Je passe du tourment à la désinvolture la plus totale.

Je n'en reviens pas du pouvoir d'un produit sur l'état émotionnel d'un individu.

Il y a seulement quelques secondes, j'étais presque paniquée à la suite du discours du chirurgien. A me demander si j'avais pris la bonne décision ?

Et tout à coup, je me dis qu'advienne que pourra.

Après tout, c'est lui le boss ! Il va se débrouiller, c'est son job, mince !

Ce n'est pas à moi de paniquer. Il a approuvé l'opération alors on y va.

Je ne suis plus du tout inquiète, c'est dingue. J'ai même une envie irrépressible de rire.

L'infirmier me regarde avec un sourire malicieux :

— Ça va mieux hein ?

— Oh oui, c'est génial votre truc !

Je pose ma tête sur l'oreiller et je souris bêtement.

C'est enfin l'heure.

On vient me chercher. Et cette fois-ci, c'est pour de bon.

Le lit roule et pénètre dans la salle d'opération. Ils sont au moins cinq personnes dans la pièce dont une femme.

Heureusement, l'injection du produit m'aide à être plus détachée.

Etre entourée d'autant de personnes masculines n'a rien de facile.

Ils vont voir mon entrejambe. Ils vont bien se marrer quand ils vont le voir.

Le monstre de ma culotte !

J'aimerais aujourd'hui savoir de quoi ils ont parlé pendant mon absence mais à l'instant présent, je ne pense pas vraiment à quelque chose. Je suis déjà sur un petit nuage.

Oui, ils vont observer, triturer, charcuter mon sexe mais c'est pour la bonne cause.

Pour ma cause.

Ils vont me réparer.

Je me laisser aller.

L'anesthésiste se positionne derrière ma tête et il pose un masque sur mon nez et ma bouche.

C'est parti.

J'installe mes jambes bien écartées dans des étriers.

Et soudain, on lève le rideau. Ma blouse est écartée.

Je vois leurs regards. Ils observent tous le monstre.

Un soupçon de honte m'envahit mais déjà un épais et moelleux brouillard s'invite gentiment dans mon esprit.

Et subitement, c'est le trou noir…

Valoir son pesant d'or

Je l'entends.

La voix.

Elle me parle mais je ne comprends pas vraiment ce qu'elle me dit.

Je voudrais me réveiller mais je peine à ouvrir mes yeux. Je lutte pour tenter de les écarquiller.

C'est très étrange comme sensation. Bien souvent nous luttons pour ne pas nous endormir mais aujourd'hui je lutte pour me réveiller.

C'est si dur.

L'aide-soignante s'approche de moi et elle m'annonce que cela fait quarante minutes que je suis revenue de la salle d'opération.

> — Je n'arrive pas à ouvrir mes yeux, lui dis-je dans un murmure.

> — Ne vous inquiétez pas, c'est normal, prenez le temps.

Mais assez vite, je suis pleinement consciente.

J'interpelle l'aide-soignante.

> — Le chirurgien est là ? Comment s'est passée l'opération ?

> — Non, il est parti, vous le verrez demain mais l'opération s'est très bien passée.

Sur le moment, je suis si déçue de devoir attendre le lendemain pour avoir des réponses mais le simple fait de savoir que tout s'est bien déroulé me rassure.

Je ne ressens rien, aucune douleur.

Je me sens bien, même pas vaseuse ou nauséeuse. Quel bonheur.

On vient rapidement me chercher pour me ramener dans ma chambre où Julien m'attend.

Il est dix-huit heures quarante.

Je souris à Julien lorsque je le vois.

Je me sens tellement bien que je lui fais savoir avec empressement. Il réfrène mes ardeurs gentiment en me disant d'attendre un peu et de ne pas me réjouir trop vite car je suis encore sous les effets des anesthésiants.

Je remarque alors qu'une femme occupe à présent le lit voisin. Je la salue.

On m'apporte rapidement un plateau-repas. Je dîne et j'apprécie de manger.

Vers vingt heures trente, vingt et une heure, Julien m'embrasse.

C'est l'heure pour lui de quitter les lieux.

Son départ tombe à pic, le ventre repu, je suis envahie d'une grande fatigue.

Julien s'éclipse et je sonne immédiatement car je dois être accompagnée pour mon premier lever aux toilettes.

Une aide-soignante arrive rapidement. Elle m'aide à m'asseoir sur le lit, puis à me lever et elle me soutient sous le bras jusqu'à mon arrivée au-dessus de la cuvette.

Le trajet est très court mais je sens une grande gêne entre mes jambes. Elle m'explique que c'est une lame qui ressort de mon vagin.

Je ne sais pas trop de quoi elle parle mais une fois seule dans les toilettes, je baisse ma culotte filet.

Je ne me penche pas pour regarder ce qui dépasse.

Je n'ai pas envie de voir.

Je m'assoie sur la cuvette. J'appréhende de faire pipi car j'ai des mauvais souvenirs de brûlures très vives.

Le premier jet d'urine a du mal à sortir mais finalement j'y arrive avec brio. Pour m'essuyer, je ne sais pas trop comment m'y prendre. Je sens bien qu'il y a un truc qui pendouille et qui me gêne. Je prends le papier et j'effleure la zone humide mais je ne m'attarde pas.

A ce moment, je dois remettre ma culotte mais comme cette chose ressort en partie, elle me gêne et me fait légèrement mal. Cette lame doit être mal mise.

Tant pis. L'aide-soignante m'attend de l'autre côté et je ne veux pas la faire poireauter.

Je ne remonte pas ma culotte jusqu'en haut, j'ouvre la porte et je marche en canard jusqu'à mon lit. Une fois allongée, j'écarte très légèrement mes jambes et je ne sens plus la lame.

La femme me demande si j'ai mal.

Je lui réponds par la négative.

Mais elle me tend un verre d'eau avec de la morphine à boire. Il est vingt et une heure trente. Elle m'assure que je ne serai pas malade. Je ne dois pas hésiter à sonner si j'ai besoin.

Ces gens sont aux petits soins et très à l'écoute du corps de la patiente. C'est appréciable.

Je me sens fatiguée alors j'éteins la lumière et je m'endors assez vite.

Je ne sais pas ce qui me réveille mais à vingt-trois heures trente, le sommeil m'a quittée.

Quelques minutes seulement s'écoulent et quelqu'un frappe à la porte très discrètement.

Une autre aide-soignante rentre pour prendre des nouvelles de ma santé.

> — Vous n'arrivez pas à dormir ?
> — Si, si mais je viens de me réveiller.
> — Vous avez mal ?
> — Non.
> — Tenez, je vais vous donner quelque chose pour dormir, ça va vous faire du bien. Laissez-vous aller.

Je me sens si bien avec ce personnel. Ils prennent soin de moi alors je me laisse faire.

Je prends le comprimé sans broncher.

Au milieu de la nuit, je me réveille de nouveau pour aller faire pipi et je me recouche. Je me rendors vite.

Je crois me réveiller vers sept heures au petit matin et je me sens bien.

Ma colocataire est aussi réveillée. Alors nous entamons une discussion, plutôt à sens unique je dois dire. Cette femme est très bavarde.

Elle me raconte toute sa vie et le pourquoi de sa présence ici. Cette conversation nous occupe toutes les deux et fait passer le temps.

A huit heures trente, je vois arriver mon petit-déjeuner.

J'ai un appétit vorace. Je prends également un doliprane déposé sur mon plateau.

Une fois le petit déjeuner avalé, on me fait une injection d'anti-inflammatoire et d'anti-douleur et on m'annonce que le chirurgien ne va pas tarder à arriver.

Entre-temps, ma copine de chambre part pour son intervention.

Elle me salue et je lui souhaite bonne chance et bon courage.

Je me retrouve seule. J'ai hâte de savoir si tout va bien.

Enfin, une infirmière pénètre dans ma chambre.

  — Bonjour, comment allez-vous ?

  — Je vais bien, merci.

  — Je vous explique ce qui va se passer. Je vais retirer la mèche que vous avez à l'intérieur du vagin et le chirurgien viendra juste après afin de retirer la lame.

  — D'accord.

Elle se prépare, se lave les mains, insère des gants et elle s'avance vers moi.

Je retire le drap qui me recouvre et je retire délicatement mon slip filet. Elle regarde puis part chercher cette mèche à l'intérieur de mon vagin.

Les mèches sont faites de gazes stériles insérées dans la cavité de mon vagin et qui sont superposées en couches. Elles ont pour but de stopper les saignements.

Elle tire encore et encore. Je suis impressionnée par la longueur de cette bande de pansement textile.

Ce n'est pas douloureux mais désagréable. Je sens que l'on enlève quelque chose de mon intérieur. Comme si je me vidais.

Lorsqu'elle a tout enlevé, elle jette cette gigantesque compresse dans la poubelle. Je n'ai pas le temps de voir à quoi ressemble cette chose et je suis désireuse de savoir ce que j'avais à l'intérieur.

— C'est impressionnant cette longueur, c'est comment une mèche ?

— Vous voulez voir ?

— Oui je veux bien s'il vous plaît.

— Je tiens à vous préciser que ce n'est pas forcément très beau à regarder.

— Ok.

Elle se baisse et elle ressort cette bande de la poubelle.

Cela ressemble effectivement à une grande bande de tissu stérile. Celle-ci est effectivement souillée de sang mais j'ai pu assouvir ma curiosité.

Soudain, on toque à la porte.

C'est LUI.

Le chirurgien.

Mon cœur bat la chamade.

— Bonjour Madame Pottier, comment allez-vous ?

— Je vais bien.

Il s'approche de mon entrejambe dénudée tout en mettant des gants. Il observe son travail. Il semble satisfait.

— Je vais devoir retirer la lame.

Il tripote quelque chose. La lame, je pense. Je gémis.

Merde, j'ai déjà mal alors qu'il n'a rien fait.

— Je n'ai pas le choix Madame Pottier. C'est le moment le plus difficile pour vous.

Il prend un ciseau et s'approche de ma vulve. Il coupe quelque chose et il tire relativement doucement mais fermement sur la lame qui sort de moi.

La douleur est vive mais elle cesse dès l'objet retiré.

La lame est un système de drainage généralement constitué d'une plaque en caoutchouc ondulée.

Ce drain a été mis en place lors de l'opération chirurgicale. Le chirurgien a créé un orifice de sortie au niveau cutané dans une contre-incision pour éviter une infection du site opératoire.

Je pense que pour moi, cet orifice a été créé entre mon anus et mon vagin puisqu'il m'a opéré en passant par ma cloison ano-vulvaire.

La contre-incision est une incision qui s'effectue donc à distance de l'ouverture principale afin de permettre l'évacuation de substances liquidiennes infectées ou non pathogènes qui doivent s'évacuer à l'extérieur du corps pour éviter toute infection.

Afin que ce drain ne pénètre pas à l'intérieur de la plaie ou qu'il chute à l'extérieur, le chirurgien l'a fixé par un point cutané.

C'est ce point qu'il vient de couper afin de pouvoir retirer la lame. Il a sectionné le fil de fixation du drain puis il a tenu la peau avec une compresse et de son autre main gantée, il a retiré le drain.

L'orifice se refermera tout seul.

Je n'en reviens encore pas.

Je suis là, allongée sur ce lit et c'est enfin fini.

Enfin pas tout à fait !

Il me regarde et il me prévient qu'il va insérer ses doigts à l'intérieur de mon vagin.

Une formalité.

Une fois à l'intérieur, il me demande de contracter mes muscles pelviens.

Il semble approuvé.

Il retire ses doigts et il se dégante.

Je n'en peux plus d'attendre qu'il me parle et qu'il me raconte ce voyage au pays de la reconstruction vaginale :

> — Alors ce granulome ?
>
> — Je l'ai enlevé. C'était impressionnant… (*Silence*).
> Vous avez tout le côté droit du vagin et du périnée qui a été déchiré. De la petite lèvre au haut du vagin.
> Vraiment impressionnant. (*Second silence*).
> J'ai également augmenté votre distance entre votre vagin et votre anus.
>
> — Oh, merci.

Je ferme les yeux quelques secondes et je souris. Je déguste ces paroles avec un délice certain.

> — Et je vous ai enlevé (*geste avec ses deux mains*) de muqueuses du vagin.

Le chirurgien réuni ses deux mains en jointant ses deux pouces et ses deux index ensemble pour former un rond.

Il m'a retiré l'équivalent d'une orange en excédent de muqueuse.

> — Ah oui !
> — Et oui quand même. Et je vous ai fait une entrée naturelle de deux doigts.

Il s'approche très près de moi.

Il dépose une main sur mon épaule gauche, il me regarde droit dans les yeux et il me dit cette phrase :

> — Vous avez très bien fait de le faire Madame Pottier.

…

Le temps est comme suspendu…

Cet homme boucle ma réparation. Il a remodelé mon anatomie et il termine le travail en beauté en prononçant les mots réparateurs.

Cette phrase est une récompense.

La plus belle.

Personne n'a cru à mon désarroi dans le milieu médical. Mais lui, si, malgré ses doutes.

Avec ces tous petits mots, il me conforte dans ma décision d'avoir franchi le cap.

Cette petite phrase est lourde de sens pour moi.

Elle me soulage instantanément.

Le monstre de ma culotte n'était pas un petit Rien. Il était un grand Tout.

Et ce Monsieur a tout compris.

Je n'étais pas folle. Ce n'était pas un petit caprice de femme voulant jouir plus fort.

Je n'oublierai jamais cet instant qui a été d'une violence incroyablement positive pour moi.

Cet homme n'en a absolument pas conscience mais sa phrase est tout aussi importante que ses gestes médicaux.

« Vous avez très bien fait de le faire », je n'oublierai jamais ces paroles.

C'est un peu comme si, pendant de longs mois, on m'avait pris pour une fabulatrice et qu'enfin, aujourd'hui, le grand sage rétablissait la vérité.

L'injustice est réparée.

Je vis à cet instant une émotion intense.

La reconnaissance.

Mon état de bonheur est troublé par les mots du chirurgien qui poursuit son discours :

> — Il vous faut du repos dans les prochains jours, Madame Pottier et nous nous voyons dans deux semaines pour la visite post-opératoire. Attention pour le trajet du retour. Faites des pauses aussi souvent que nécessaires. Au revoir Madame Pottier.
>
> — Au revoir Monsieur. Merci.

Il s'en va.

Je suis sur un petit nuage. Je souris comme une gamine.

L'infirmière qui est toujours à mes côtés est très tendre avec moi.

> — Maintenant, vous pouvez vous délecter d'une bonne douche. Vous vous habillez tranquillement et vous pouvez quitter la clinique en passant avant par le bureau pour les admissions de sortie. Au revoir Madame.
>
> — Très bien, merci à vous.

Elle me quitte.

Je me retrouve seule.

C'est si bon.

J'entre dans la salle de bain, et j'ôte cette blouse. Je me retrouve complètement nue face à moi-même.

Je repasse en boucle les mots qu'il vient de me dire. Je suis bouleversée.

Et ces mots provoquent quelque chose qui ne m'était jamais arrivé dans toute ma jeune vie.

Je pleure de joie.

Je n'avais jamais compris comment certaines personnes parvenaient à sortir ces larmes de bonheur.

Chez moi tout reste à l'intérieur.

Je peux être très heureuse mais tout est bien au chaud dans mon petit cœur.

A l'abri des regards.

Mais ce matin, tout est unique.

Et cette joie est si intense et si profonde qu'elle me bouscule.

Elle parcourt chaque partie de mon corps.

Alors pour la première fois de ma vie, je pleure en souriant sous le jet d'eau chaude qui ruisselle sur ma peau.

C'est un souvenir si précieux, si délicieux.

Et le comble, c'est l'absence de douleur depuis le retrait de cette lame.

C'est comme si je n'avais rien subi alors que je sais qu'à l'intérieur tout a été refaçonné et remodelé.

Je suis heureuse.

Maintenant, tout va aller pour le mieux.

C'est mon nouveau départ.

Chaud devant !

Lorsque ma douche est terminée, je m'habille tranquillement.

J'ai opté pour une robe afin d'être à l'aise en voiture. Et le port de slip m'est déconseillé pour quelques jours.

Je réunis les quelques affaires laissées sur ma table de chevet et je range tout dans ma valise rouge.

J'ouvre la porte et je passe le seuil.

Avant de la refermer, je jette un dernier regard sur cette pièce.

Finalement, elle n'était pas si terrible cette chambre.

J'avance prudemment dans les couloirs. La marche me fait brutalement prendre conscience que finalement mon entrejambe est meurtri.

Rejoindre le rez-de-chaussée est plus périlleux. Alors je descends chaque marche en jointant mes pieds, comme un jeune enfant dans l'apprentissage de la motricité.

Je ressens une grosse chaleur dans le vagin mais cela reste supportable. Cela me rassure pour le trajet du retour en voiture.

Je rejoins la salle d'attente pour finaliser ma sortie. Avant qu'une secrétaire ne m'appelle, je contacte Julien pour lui dire que je suis prête et qu'il peut venir me chercher à la clinique.

Après quelques minutes, la paperasse est terminée.

Je quitte ce bâtiment.

Je me poste en face de la clinique avec ma valise et je patiente.

La position debout m'est vite inconfortable mais il n'y a pas de banc pour s'asseoir alors je gesticule doucement et souvent afin de limiter la gêne dans ma culotte.

Je me sens affaiblie mais cette journée est merveilleuse. Le soleil me réchauffe aussi bien le corps que le cœur.

L'attente me paraît longue mais il n'en est rien.

J'aperçois enfin la voiture de Julien qui approche de la petite place où je me trouve.

Il se poste dans la rue juste en face de la clinique et il met ses feux de détresse le temps pour moi de mettre ma valise dans le coffre et de venir m'installer à l'avant.

J'ai récupéré un carré de protection à la clinique et comme je ne porte pas de culotte, je le dépose sur le siège. Je réussi à m'installer relativement confortablement en m'inclinant vers l'arrière afin d'éviter le contact direct de mon sexe sur la douce protection.

Ça y est, c'est parti pour le retour.

Nous quittons Paris à onze heures.

Le trajet se passe bien et je ne ressens pas le besoin de m'arrêter.

Nous arrivons chez mes beaux-parents à treize heures quarante-cinq.

C'est à ce moment que je constate que les médicaments agissent moins.

Je peine à descendre de la voiture et ma marche est lente et gentiment douloureuse.

Pour atteindre la cuisine chez les parents de Julien, il y a des escaliers.

J'aimerais être discrète mais je crois que c'est râpé.

Mon beau-papa et ma belle-maman m'observent avec bienveillance du haut des marches. Je me sens gênée de ne pas réussir à faire des pas normaux.

Lorsque nous sommes tous à l'intérieur, nous retrouvons nos enfants et nous échangeons succinctement sur cette aventure.

Mais mon envie d'aller uriner se fait de plus en plus pressante alors je les quitte un instant.

J'ai toujours cette appréhension qui me colle à la peau au moment de faire pipi.

Mais le chirurgien m'a donné pour consigne de faire couler un jet d'eau sur mon sexe pendant la miction.

Malheureusement, je n'ai pas de bouteille d'eau avec moi et je n'ai pas envie d'aller réclamer un pichet.

Tant pis pour cette fois, j'exécuterai ce conseil chez moi.

Comme à la clinique, j'ai dû mal à uriner. Je sens que je souffre davantage alors j'appréhende ce jet chaud et acide sur mes plaies.

Mais je ne vais pas rester trois heures sur le trône alors je me force et j'urine.

Et merde ça pique.

J'ai horreur de cette sensation mais au moins ça y est, j'ai soulagé ma vessie.

De retour avec ma famille, nous déjeunons tous ensemble mais je manque un peu d'appétit.

Après ce repas, nous quittons mes beaux-parents pour rendre visite à mes parents.

Nous avions décidé que Louis étant donné son bas âge resterait la fin de semaine chez son papi et sa mamie pendant que moi et Julien rentrerions à la maison avec Line.

Elle est plus grande et plus calme. Il me sera plus aisée de n'avoir qu'elle à m'occuper le lendemain.

Et le jeudi et le vendredi, Line ira à l'école. Je pourrai me reposer.

Samedi, Julien et mes parents se diviseront le trajet afin de récupérer Louis.

Je sais que ma maman aimerait rentrer avec moi afin de m'épauler.

Moi aussi, je l'avoue.

Pour des raisons professionnelles, cela n'est pas possible.

Mon papa et ma maman se donneront le tour pour garder Louis en fonction de leur horaire.

Mais c'est un réel soulagement pour moi qu'ils prennent le relai avec notre petit garçon.

A cet âge, il demande de l'attention, de la surveillance et son manque d'autonomie va m'être handicapant.

Il m'est interdit de porter durant les premiers jours. Et naturellement, un petit bonhomme comme lui est relativement souvent dans les bras de sa maman.

Il sera bien chez mes parents et je serai davantage sereine.

Nous prenons la direction de notre chez-nous à dix-sept heures.

Je commence à souffrir un peu plus. Je n'ai pas beaucoup de positions assises différentes s'offrant à moi mais je bascule d'une fesse à l'autre pour me soulager.

Ça commence à chauffer sous ma robe !

Au bout d'un certain temps de conduite, j'incline mon siège en position semi-allongée pour détendre mon fessier et mon sexe.

J'ai hâte d'arriver.

A cet instant, ma fille pose la question fatidique :

— Pourquoi tu as mis ça sous tes fesses maman ?

Elle parle du carré de protection. Je regarde Julien et nous nous sourions.

Elle est si petite que l'on ne peut pas lui raconter ce qui se trame sous ma robe. Alors je formule un mensonge par omission :

— J'ai mal aux fesses et ce tissu est moelleux. Il me soulage.

Quel boniment pourri !

Mais aucun autre bobard plus crédible ne m'est venu à l'esprit.

Je ne pensais pas qu'elle avait vu l'alèse !

Le principal, c'est qu'elle semble satisfaite de la réponse.

A vingt-heures, nous arrivons chez nous.

Une fois à l'intérieur, je prends soin de pénétrer dans les w.-c. en cachette. Si ma fille me voit aller faire pipi avec une bouteille d'eau à la main, je ne sais pas ce que je pourrais inventer. Aller boire sur la cuvette n'est pas commun !

Ouf, elle ne m'a pas vue.

Je m'enferme à clef et je m'installe sur la cuvette. Je verse l'eau sur ma vulve. Mais l'eau froide me saisit et elle coupe mon envie de faire pipi.

Je dois me concentrer pour réussir ma miction.

Je n'en reviens pas, c'est réellement génial. Cette eau qui coule et qui se mélange à mon urine me fait un bien fou. Je ne ressens aucun picotement, aucune douleur.

C'est si agréable.

J'en viens à me demander pourquoi on ne m'a pas parlé de ce petit bonheur après mes accouchements.

C'est peut-être si évident. Il n'empêche que je ne le savais pas.

L'urine est naturellement acide et c'est elle qui provoque les brûlures à son passage sur la déchirure et/ou l'épisiotomie.

Quoiqu'il en soit, c'est une véritable belle découverte. Je ne souffrirai plus lors de mes expéditions pipi.

Ce soir-là, je ne sais plus si je dîne mais je ne tarde pas à aller au lit.

L'équipe médicale m'a fourni des médicaments et des indications pour les prendre.

Comme je me sens douloureuse, je décide de suivre la prescription et j'ingère deux comprimés de Lamaline.

Ce médicament antalgique associe du paracétamol, un opacié (extrait d'opium) et de la caféine.

Il est prescrit pour les douleurs d'intensités moyennes à intenses.

Je crois que ce médicament a bien fonctionné car je dors comme un bébé cette nuit-là.

Au petit-matin, je suis censée continuer le Lamaline et c'est en bonne élève que je prends mon comprimé.

Les minutes, les heures s'écoulent et je ne me sens pas bien.

Certes, je ne ressens aucune douleur, ce qui est génial mais je déambule au travers d'un épais brouillard.

Je m'allonge sur le canapé avec ma fille qui joue à côté de moi sur le tapis.

Le sommeil s'agrippe violemment à moi et il me force à le suivre.

Ma tête est lourde et au moindre petit effort, j'éprouve de grosses palpitations.

Chouette, ce sont les effets indésirables du comprimé !

La position couchée me comble mais je ne peux pas me laisser aller au sommeil car ma petite louloute est avec moi.

Mais Line a dégainé son super pouvoir magique pour me maintenir éveillée !

Elle parle. Elle parle. Et elle parle encore !
Une véritable petite pipelette. Elle est gentille et elle prend soin de moi :

— Tu as encore mal aux fesses maman ?

A ce moment- là, je me dis que ce n'est pas une bonne idée cette explication de douleurs aux fesses.
Line rapporte tout à sa maîtresse et je n'ai pas trop envie que celle-ci sache que j'ai mal au popotin.
Ce qui n'est pas tout à fait faux, mais ce n'est pas non plus tout à fait vrai !
Alors, je rectifie le tir en lui disant que j'ai mal dans le bas du dos et que c'est pour cette raison que je dois rester allongée.
Ce qui est sûr, c'est que j'arrête la prise médicamenteuse de Lamaline.
Certes, je n'ai pas de douleurs grâce à ce médicament mais je ne suis pas du tout dans mon assiette et cela m'est très désagréable.
Cela me gêne de ne pas avoir pleinement conscience de mon corps et de ce qu'il ressent.
Heureusement pour mon état, Julien emmène Line à l'école le jeudi.
Moi, je me sens aussi mal que la veille malgré l'arrêt de cet antalgique et de tout autre médicament.
Je passe ma journée sur le canapé accompagné par les nausées, les palpitations cardiaques, la somnolence et le sommeil.
Le paradis sur terre !
Le vendredi, je me sens enfin mieux. Je ne suis plus essoufflée, ni somnolente.
Par contre, les douleurs ano-vulvaire sont présentes, mais je les vis bien.
Je n'arrive pas spécialement à décrire ce que je ressens.
Disons que j'ai mal, mais cela ne ressemble pas à la souffrance qui a suivi mon accouchement. Après celui-ci, il a fallu réparer des muqueuses meurtries, déchirées et sanguinolentes.

Aujourd'hui, tout est différent. Mes douleurs sont dues à un découpage et un remodelage sur des tissus propres et sains.
Cette douleur n'est pas sournoise, elle semble normale.
Et puis, je suis préparée et armée face à ce qui m'arrive. Ces douleurs ont un but réparateur.
Pourtant, pendant le week-end, les choses se compliquent quelque peu.
J'ai l'impression d'avoir des boules de chair à vif dès qu'il y a un frottement.
Pendant ces deux jours, je vais ressentir pleinement la douleur qui s'accompagne par moment de grandes piqures sur la vulve et à l'intérieur du vagin.
Comme si on me piquait sur les zones douloureuses avec des aiguilles.
J'ai tellement le feu aux fesses que je dois me soulager en déposant un gant de toilette contenant un petit pain de glace sur mon sexe.
C'est radical, la douleur s'apaise même si je sais que dès que j'arrête la séance, les élancements repartent de plus belle !
Entre deux accalmies, le dimanche midi, je décide de regarder mon nouveau sexe à l'aide de mon miroir de courtoisie.
Je n'ai pas regardé avant car je n'étais pas prête et il fallait aussi laisser le temps à ma vulve de se calmer un peu.
J'ai peur et mon cœur bat fort.
J'ai en mémoire le désastre de ce qu'était mon sexe avant et je ne sais pas du tout à quoi m'attendre.
Je ne m'attarde pas sur mes états d'âme et je regarde rapidement.
Mes lèvres sont très grosses, elles sont à vifs.
Leur tuméfaction ne me permet pas d'être vraiment sereine.
Cela reste assez impressionnant mais l'absence de muqueuses à l'extérieur de ma vulve est un cadeau du ciel.
Mon cœur balance. Je suis mitigée mais je dois me laisser quelques jours et attendre une amélioration de l'inflammation.
J'applique alors une crème qui aide à la cicatrisation sur les endroits sensibles.

Cette pommade m'apaise instantanément.

J'avais repris le port du slip mais je décide d'arrêter de nouveau. Je pense que ma vulve a encore besoin d'être à l'air libre pour une meilleure cicatrisation.

Les jours suivants ne sont que du bonheur.

Je sens que tout cicatrise pour le mieux. Je n'ai plus mal. Je récupère tranquillement en prenant soin de mon sexe.

Je me muscle le périnée plusieurs fois tous les jours.

Quelques semaines plus tard, je reprends le travail.

Ma profession exige de moi une position très souvent accroupie. Ce qui me fait un peu peur.

Mais tout se passe bien. Lorsque je le peux dans certaines boutiques, je me sers d'un tabouret pour m'asseoir.

Le mardi 6 juin arrive vite et j'ai mon rendez-vous post-opératoire.

Cette fois-ci, je prends le train pour préserver mon entrejambe.

Une fois sur place, j'entre dans le cabinet du chirurgien et je passe très vite sur la table d'auscultation.

Il inspecte les lieux. C'est propre et en bonne voie de guérison.

De retour à son bureau, nous discutons du trajet parcouru.

Je lui fais part de la difficulté que j'ai eu à trouver une personne capable de répondre à mes problématiques.

Je lui raconte cette mésaventure avec la femme qui me proposait de resserrer les bords de ma vulve pour réduire la béance vulvaire en faisant quelques points d'attache.

Et me voici de nouveau rassurée lorsqu'il me dit que ce n'est pas une opération sérieuse.

Reconstituer la vulve par une simple diminution de l'orifice vaginal, sans prendre en compte le muscle périnéal serait erroné et insuffisant avec un résultat des plus fugaces. Cela ne tient pas dans le temps et ne résout pas les problèmes de fond.

Il ne faut pas faire n'importe quoi.

Certaines prétendues « vaginoplasties » sont très nettement insuffisantes et inadéquates.

Elles doivent comporter toutes les étapes opératoires et une réfection minutieuse du périnée.

Il en est ainsi des « vaginoplasties » se limitant à une simple réduction de la vulve vaginale, dîtes « pince vaginale ».

(Grâce à lui, je mets enfin un nom sur ce que cette femme m'avait proposé. Je crois même me rappeler qu'elle a utilisé ce terme pendant l'examen.

Mais j'avais dû l'oublier).

Ce type d'opération est voué à l'échec sous bref délai.

Pour une opération réussie, il est indispensable d'aller rechercher les muscles releveurs et de les suturer afin d'assurer la reconstitution d'un plancher périnéal solide, qui viendra consolider l'étanchéité vésicale et anale.

De plus, sans une bonne réparation, j'avais un fort risque à l'avenir d'un prolapsus, appelé également descente d'organes. Le prolapsus génital est le glissement vers le bas d'un ou plusieurs organes pelviens qui se trouvent dans le bassin.

Ils appuient et déforment la paroi vaginale jusqu'à s'extérioriser au-delà de la vulve, comme la vessie, l'utérus et parfois le rectum.

C'est le non-maintien par les muscles et/ou ligaments du plancher pelvien qui est en cause dans le cas de prolapsus.

Toute cette connaissance me donne encore davantage confiance en moi dans ma décision finale.

Puis, il conclut le dialogue en évoquant ma reprise sexuelle.

> — Après une telle opération, il faut six semaines d'abstinence. Attendez, je prends mon calendrier.

Je souris.

> — C'est important, je pense même que cela serait bien si vous attendiez au moins jusqu'au 10 juillet avant de reprendre une vie sexuelle.
>
> Il faut vraiment laisser le temps à votre anatomic de sc remettre parfaitement. Il ne faut pas rigoler avec cela.
>
> — Oui, il n'y a aucun souci.

Je ne veux prendre aucun risque. Surtout pas après avoir attendu autant de temps.

Je ne gâcherais pas le travail de cet homme au profit d'un câlin.
Il me donne le 10 juillet comme date butoir et j'attendrai le 10 juillet.
Soit sept semaines après l'opération.
Il a rallongé le délai d'une semaine et cela doit avoir son importance.

Rencontrer le loup

Les jours se suivent et se passent à merveille.

Je poursuis ma petite vie.

Je sens déjà un confort net et flagrant.

Je ne souffre presque plus de bruits vaginaux. Je n'ai pas de douleurs.

Je me muscle le périnée tous les jours et lorsque je regarde dans le miroir, je suis satisfaite de ce que je vois.

Mais il reste une peur. Celle du rapport sexuel. Je me pose mille questions.

J'ai peur d'avoir mal et de surcroit, de ne rien ressentir.

Avoir été autant charcuté me donne l'impression que je ne suis plus une zone érogène.

Bref, j'ai peur et à la fois, j'ai hâte.

Cela commence à être un peu long pour notre couple.

Heureusement ce 10 juillet arrive enfin.

Je ne peux pas dire que les choses se font naturellement mais il est l'heure de passer à la casserole !

Ce soir-là, je vois le loup comme pour la première fois.

C'est très étrange mais je me sens vierge. Comme si je n'avais jamais fait l'amour.

Je ne vais pas entrer dans les détails, mais les choses se font, d'une manière plutôt mécanique.

Lorsque je me rends aux toilettes, j'ai envie de pleurer une deuxième fois de joie.

Les larmes ne sortent pas mais c'est tout comme !

Je suis bouleversée intérieurement.

Je n'ai rien senti !

Enfin si, bien-sûr !

Ce que je veux dire, c'est que c'était presque comme avant d'avoir des enfants.

Aucune gêne, aucune douleur, aucun appui désagréable sur l'anus.

Je n'en reviens pas.

Rien à voir avec mes reprises de rapports après mes accouchements.

Je suis tellement soulagée.

Cette reprise de notre sexualité n'a pas été le nirvana mais ce n'est pas ce qui compte.

C'était plus un rapport intime « test » pour voir si tout fonctionnait normalement.

J'étais trop tendue et trop dans la maîtrise pour me laisser aller entièrement.

J'étais très à l'écoute de mon corps et des moindres ressentis.

Je veux me rappeler de tout afin d'en discuter lors de ma dernière visite avec le chirurgien.

Mais d'un point de vue mécanique, mon appareil génital fonctionne très bien.

C'est comme si j'avais un zizi tout neuf.

C'est fou !

La suite de ma vie va être une réelle renaissance, j'en suis sûre.

Mais pour mon mari, il y a eu aussi du changement. Il me confie que c'était agréable mais différent.

Différent comment ?

Cette fois-ci, c'est moi qui ne peux pas le comprendre.

Je ne peux pas me mettre dans la peau de mon mari. (Pourtant cela m'aurait bien plu !)

Je ne voudrai pas faire une mauvaise interprétation de ses sensations. Mais je ne pense pas me tromper en disant que c'était tout nouveau pour lui, comme si, je pense, il était avec une autre femme. Il ne me reconnaît pas.

Je reçois cette information bizarrement. Ces confidences ne me laissent pas indifférentes. Je suis à la fois contente qu'il est aimé et à la fois je suis perturbée.

Le fait qu'il est l'impression d'être dans une autre est déroutant. On peut dire, en quelque sorte, qu'il m'a trompée, avec moi-même !

Mais je n'y pense pas longtemps. Je passe vite à autre chose.

L'essentiel pour moi, c'est de nous sentir bien et heureux l'un dans l'autre.

Et dix jours plus tard, je retourne déjà voir mon chirurgien :

— Bonjour,

— Bonjour Madame Pottier.

Il me regarde intensément et sincèrement :

— Comment allez-vous ?

— Je vais super bien.

— C'est vrai ?

Oh je suis vraiment content.

Une patiente que j'ai opérée et pour qui tout s'était bien passé pendant et après l'opération vient de m'incendier sur un avis laissé sur mon site internet.

Je ne comprends pas sa réaction et cela m'attriste vraiment.

— Ce n'est pas mon cas. Je suis tellement ravie et satisfaite de l'opération.

Cela a changé ma vie.

— C'est vrai ?

Oh, je suis content, vraiment content.

Je ne veux pas paraître indiscret ou curieux mais j'ai besoin de plus de détails pour m'améliorer dans mon travail.

Avez-vous repris les rapports sexuels ?

— Oui et c'est très bien.

— Pouvez-vous m'en dire plus s'il vous plait ?

Vos sensations ?

— Je ne ressens plus de gênes et je n'ai plus de pression sur l'anus. C'est tellement agréable.

— Oui j'ai rajouté une distance plus importante entre votre anus et votre vagin.

Et sinon…mon mari trouve que c'est différent, que « la texture » et les sensations sont changées.

— En bien j'espère ?

— Oui, même moi je trouve les ressentis agréablement différents. Mais mon mari ne me reconnait pas.

> — Cela est normal car j'ai dû enlever de la muqueuse pour la remettre ailleurs donc forcément l'intérieur est différent. Et puis la cicatrisation n'est peut-être pas encore tout à fait terminée. Il faut encore un peu de temps.
>
> Et vos soucis de bruits vaginaux ?

— Plus rien. C'est le jour et la nuit.

> — Super. Je suis vraiment content car vous étiez un cas complexe et je ne pensais pas réussir à régler toutes vos problématiques.
>
> J'avais un peu d'appréhension avant l'opération, vous vous souvenez ?

Je souris en signe d'approbation.

Oh que oui je m'en souviens ! J'ai bien flippé.

Il reprend :

> — Il fallait enlever le bourgeon granuleux, réduire la distance ano-vulvaire, réduire l'ouverture de la vulve, retirer tout l'excédent de muqueuse et faire disparaitre, ou du moins réduire les bruits vaginaux. Cela est complexe car cela dépend de la physiologie de la femme. C'est du cas par cas. Je dois examiner et définir comment enlever la muqueuse pour ensuite la recoudre d'une certaine façon à tel et tel endroit.
>
> Je vous avoue que je ne pensais pas tout régler. Je suis content. Vraiment content si vous êtes satisfaite.
>
> Je souhaiterais vous ausculter et voir mon travail. Cela m'intéresse beaucoup.

— Aucun souci.

Je pars à l'endroit prévu pour l'auscultation.

Une fois installée, il se pare de gants et il inspecte l'environnement.

> — Ce n'est pas mal du tout. Attention je vais toucher. C'est solide en plus. Vous sentez quand j'appuie ?

— Oui.

> — Continuez à vous muscler le périnée à l'avenir car avec le temps la tonicité s'affaiblie.

Je vais prendre une photo pour comparer avant et
après. Franchement cela n'a rien à voir avec avant.

Je savoure cette dernière phrase avec beaucoup de délice.
Entendre le chirurgien admettre qu'aujourd'hui mon sexe n'a
rien à voir avec hier est une renaissance.

Il prend la photo de ma nouvelle anatomie et je peux me
rhabiller.

En remettant mes chaussures, une interrogation me brûle les
lèvres :

— Je voulais vous poser une question. Vous opérez
souvent des femmes comme moi ?

— De temps en temps.

— Etes-vous beaucoup à opérer, car ce n'est pas facile de
trouver de vrais praticiens compétents ?

— Non, nous ne sommes pas beaucoup. C'est mon père
qui m'a tout appris.

— Faites-vous des transformations de pénis en vagin et
inversement ?

— Non. Il faut aller dans de grands hôpitaux.

— En tout cas, vous avez de l'or dans les mains.

— Merci. Mettez-moi un bon commentaire pour que je
passe un bon week-end alors !

Il rit.

— Cela blesse toujours les mauvais commentaires surtout
lorsque tout s'est bien passé.

Bref, je vous souhaite un bon retour et une bonne
continuation.

— Merci, à vous aussi.

C'est la dernière fois que je viens ici et je suis heureuse du trajet
parcouru.

Je boucle enfin ce gros chapitre de ma vie.

Maintenant, je dois passer au prochain.

Une ombre au tableau

Cela dure environ six mois.
Six mois où je revis physiquement.
Six mois où je redécouvre les joies d'un sexe qui fonctionne correctement.
Six mois, que je n'entends plus de bruits.
Mais, cela fait six mois que je suis perdue.
Les mois passent et il y a un truc qui ne se fait pas dans ma tête.
Il y a malheureusement un voile qui vient parfois assombrir mon bonheur.
Pas tout le temps, heureusement.
Mais parfois, lorsque certaines personnes prennent de mes nouvelles et que l'on me demande :

> — Au fait, comment ça va Marion sur le plan… enfin tu sais, quoi ?

(Oui les mots sont durs à poser lorsque l'on est gêné)

> — Physiquement, c'est le top, je ne pouvais pas espérer mieux.
> — Physiquement ? Pourquoi moralement ça ne va pas ?
> — ……….. ????

Je ne sais pas vraiment quoi répondre car moi-même, je trouve qu'il y a quelque chose qui cloche.
Mais je balbutie un truc du genre :

> — Je ne sais pas, c'est bizarre.

J'adore ce mot. Il veut tout dire et rien dire à la fois.
Mais je n'en trouve pas d'autres pour expliquer cette légère noirceur.
Sur le plan physique, je suis entièrement satisfaite. Ma sexualité se passe très bien.
L'apparence physique de mon sexe est lisse et sans aspérités.
Une vulve parfaitement dessinée où plus rien de dégoutant ne ressort.

Alors de quoi je me plains ?

Mais je ne me plains pas !

Je discerne juste que dans ma tête, un blocage s'est formé.

La chirurgie a oublié de donner un petit coup de bistouri sur quelques-uns de mes neurones.

Mais ce blocage n'est pas apparu comme par enchantement.

Il est né le jour où je suis allée explorer les lieux à l'intérieur.

Ce jour-là, je suis sous ma douche et je me lave.

Je prends conscience que depuis l'opération, je n'ai même pas mis un doigt à l'intérieur de mon vagin pour voir comment il est constitué.

Il faut que j'aille jeter un coup d'œil.

Ou plutôt un coup de doigt !

J'insère donc tout doucement mon index.

Je le retire instantanément.

C'est le choc.

Je ne comprends pas ce que je sens.

Lorsque je mets mon doigt à l'intérieur, je ne ressens rien.

Je ne sens pas mon doigt sur ma muqueuse. Comme si mon doigt était dans le corps d'une autre femme.

Je touche et je retouche. Je fais le tour de ma vulve. Je ne reconnais rien.

C'est comme lorsque l'on se réveille en pleine nuit et que l'on a le bras tellement engourdi, privé de son sang, que celui-ci est un bras mort.

Le pire dans tout cela c'est que l'on a l'impression que notre bras ne nous appartient pas.

La sensation très désagréable de toucher ou d'être touché par quelqu'un d'autre.

C'est exactement la même chose avec l'intérieur de ma vulve et de mon vagin.

Ce jour-là, je me baisse même pour regarder si mon doigt est bien à l'intérieur.

Cela me déroute, j'ai même quelques larmes qui se font la malle et qui roulent sur mes joues.

Merde, c'est moi !

Je me touche mais je sens que dalle !

Je suis perdue mais je ne dois pas trop me laisser envahir par mon angoisse et je me fais une promesse :

« Marion prend le temps d'apprivoiser ce nouveau corps. »

Je quitte la douche et je décide de penser immédiatement à autre chose.

Je sais qu'il faudra sûrement du temps à mon cerveau pour s'approprier les modifications.

Peut-être comme un individu qui perd beaucoup de poids et qui, après un régime sévère ne se reconnaît pas. Il se regarde dans le miroir mais il se voit toujours avec ces kilos d'antan.

Le cerveau est si complexe. Nous pensons être prêt à passer à l'étape d'après mais notre tête n'a pas dit son dernier mot.

Je dois me donner du temps pour m'adopter. Et chaque jour qui passe guérit peu à peu la plaie.

Elle se referme doucement.

Je vis une vie complètement différente depuis que le monstre de ma culotte a disparu.

Je suis parfois des jours sans penser à mon sexe.

Il ne fait plus de bruit et on n'imagine pas le bonheur que cela m'a apporté.

Cette chose que personne ne voyait et qui était inconnu de presque tout le monde.

Mais qui moi, me malmenait au quotidien…

Je ne suis plus obligée de passer mon temps à me contracter le périnée pour essayer d'empêcher le bruit d'entrer ou plutôt de sortir bruyamment. Mais les habitudes ont la vie dure et j'ai encore ce vieux réflexe d'avoir le périnée en contraction les trois-quarts du temps où je suis en présence d'autrui.

J'ai besoin de temps pour faire de nouveau confiance à mon nouveau plancher pelvien et à mon nouveau vagin.

La chirurgie a aussi resserré les muscles releveurs de l'anus et je sens une amélioration de ce côté, même si je sais que je souffrirai encore parfois d'incontinence au gaz.

Je l'accepte.

Mais parfois les vieux démons sont tenaces et difficiles à se débarrasser.

Pendant ces mois d'adaptation, à plusieurs reprises, j'ai eu soudainement l'image choc de ma vulve d'avant.

Si terrifiante.

« Mon dieu, le monstre est revenu dans ma culotte. »

D'un coup, l'angoisse monte et pour revenir à la réalité, je dois me rassurer en regardant la bête.

Je vais dans ma salle de bain et je regarde mon entrejambe dans la glace.

Le reflet du miroir me rassure instantanément en me renvoyant l'image d'une vulve complètement nouvelle.

Mes lèvres ne sont plus écartées laissant dégueuler la laideur du monstre.

Aujourd'hui, elles sont refermées sur l'entrée du vagin et rien ne dépasse.

Un vrai petit bijou.

Me voici de nouveau rassurée pour quelques jours ou quelques semaines.

Avant que le monstre ne revienne me titiller l'esprit.

Se porter comme un charme

Petit à petit, les jours, les semaines et les mois passant, le monstre de mon esprit se fait de plus en plus rare.
Le temps s'espace davantage entre chaque apparition.
Et un jour, il ne reviendra plus me hanter.
Ma tête aura eu besoin de plus de temps que mon corps pour s'adapter et accepter les changements.
J'ai accueilli ce petit « couac » de mon cerveau sans pour autant lui accorder trop de crédit.
Je ne voulais pas qu'il profite de moi et qu'il se charge de me rendre triste.
J'ai juste accepté de ne pas me sentir tout à fait en adéquation avec ma nouvelle anatomie pendant quelques temps.
Ce n'est pas grave. Je devais être patiente.
Le temps guérit les blessures, comme on dit.
La sensibilité de ma muqueuse s'est petit à petit réveillée et progressivement, j'ai apprivoisé cette nouvelle anatomie.
Ma sexualité s'est bonifiée et j'ai commencé à me sentir une femme à part entière.
Cela parait tellement fou de constater comment la réparation de quelque chose peut vous redonner complètement confiance en vous.
Avant le monstre entachait même mon rapport aux autres.
Il était caché mais c'est comme si les autres le voyaient.
Il me rendait vulnérable alors que la plupart des gens n'avait même pas connaissance de son existence.
Je me suis mise à manquer de confiance en moi à cause d'une chose invisible aux yeux des autres.
Je me suis mise à complexer face à mon mari et j'ai perdu petit à petit l'envie de faire l'amour.
Je me sentais répugnante et inutile.
Et puis, un jour, je me suis accordée le droit de renaître une seconde fois.

Aujourd'hui, je me sens bien dans mon corps et dans mon sexe.
Je suis de nouveau complète.
Je m'assume et je n'ai plus honte de mon entrejambe.
J'ai remporté ma bataille.

EPILOGUE

Un jour, alors que je suis en train d'écrire des passages de ce livre, mon esprit est dérangé par un souvenir.
Me revient en mémoire ce message envoyé à un autre chirurgien sur Paris.
Cette bouteille à la mer envoyée un jour de septembre 2016 :

« Bonjour docteur,
Cela faisait longtemps que je cherchais des réponses et merci à vous.
Je souffre d'une grande béance vulvaire, d'une distance ano-vulvaire courte avec rupture d'un quart de la circonférence du sphincter anal.
Tout cela suite à deux accouchements dont le premier avec un déchirement complet du périnée.
J'aimerais connaître le nom de praticiens dans ma région ayant vos compétences pour une réparation satisfaisante car il m'est très difficile de m'orienter dans le milieu médical.
Merci de me lire car psychologiquement ce n'est pas toujours facile à vivre. »

Lorsque surgit ce souvenir, je décide de retourner voir si ce médecin a fait suite à mon message.
Je découvre avec surprise que cet homme m'a répondue.
Quatre jours après mon post.
Tandis que moi, je lis sa réponse deux années plus tard :

« Bonjour madame,

Je réalise que vous accusez d'importants dégâts génitaux et anaux…Malheureusement je ne connais pas de collègues dans votre site.

Toutefois si vous ne trouvez pas, nous serons heureux au moins de vous voir dans un premier temps en consultation.

Nous recevons et traitons les patients venant de loin.

Sincères salutations »

20 septembre 2016 à 17h00.

Cette réponse me réchauffe le cœur, le jour où je la découvre. Je suis opérée depuis un moment maintenant mais lire ces mots me prouvent que j'ai eu raison d'en parler.

Et même si je ne connais pas cet homme, il semble comprendre mes maux de l'époque et c'est rassurant.

Rassurant surtout pour les femmes qui vivent peut-être ce que j'ai vécu.

C'est l'espoir !!

Aujourd'hui, je vais très bien. Je ne regrette rien. Pas même le déroulement des évènements.

Ceci est mon parcours. Il fait de moi ce que je suis aujourd'hui et quelque part, je lui dois beaucoup.

Au commencement, ce livre avait seulement une fonction purement réparatrice.

L'écriture a toujours eu un effet thérapeutique sur moi.

Pour me débarrasser du boulet accroché à ma cheville, il me faut coucher mes maux sur papier afin d'évacuer ce que je ne verbalise pas.

Puis, petit à petit, la continuité des mots mis bout à bout s'est transformée gentiment en une sorte de petit guide.

Un guide à partager avec autrui.

Mon aventure m'a transporté vers des contrées inconnues, à la conquête de la vaginoplastie.

Alors si ce livre peut aider les âmes seules et déroutées, qui ne savent pas vers qui se tourner, ceci sera ma plus belle récompense.

Je ne dis pas que cette chirurgie est faite et adaptée à toutes les femmes mais je reste persuadée que tout problème a sa solution.

Je me suis retrouvée face au néant à de nombreuses reprises et j'aurais aimé avoir un phare à l'horizon pour me guider dans la trajectoire à prendre.

Alors, si ce témoignage peut aiguiller les femmes emprises aux questions, aux doutes, j'espère pouvoir leur apporter un éclairage.

Ce livre a pour visée de donner de l'espoir.

Ne jamais se décourager car c'est souvent la dernière clef du trousseau qui ouvre la porte.

Le but ultime est de se faire confiance et de croire en soi.

Savoir écouter cette petite voix intérieure que l'on couvre, parfois, d'un voile pour rester dans la norme.

Le qu'en-dira-t-on perturbe peut-être trop certains de nos choix.

Quoiqu'il en soit, malgré les embûches et le recul nécessaire, j'ai appris à aimer ce parcours qui est le mien.

Il a ouvert mon esprit vers l'inconnu.

Les difficultés permettent de se tester et d'apprendre à mieux se connaître.

Tout résulte de nous.

Nous avons les clefs en nous pour affronter les défauts de la vie.

Mais il nous faut juste les trouver.

L'Homme est capable de tant de choses.

Il décide, il refuse, il accepte, il s'adapte, il croit, il change…

Il est acteur de sa vie même si parfois cela va bien au-delà car le cerveau est un outil complexe.

Il est épatant et déroutant à la fois.

Sa complexité, son ambiguïté, sa faiblesse et surtout sa force sont fascinants.

Et c'est cette complexité qui m'a accompagnée ce fameux 6 novembre 2012.

Je ne saurai jamais pourquoi j'ai dû être déclenchée ce jour-là.

Je n'ai pas l'explication et je ne l'aurai sans doute jamais.

Je ne suis pas la seule à avoir vécu cette expérience et je ne serai pas la dernière.

Mais ne pas comprendre ce corps qui défaille m'a longtemps hantée.

Ce blocage, je ne l'ai pas identifié, mais je sais juste qu'il vient de ma tête.

Alors, je me suis ouverte à tout pour le deuxième bébé.

Est-ce cette ouverture d'esprit qui a abouti à un accouchement spontané ?

Je le pense.

J'ai utilisé la force de mon esprit. J'ai écouté mon corps. J'ai accueilli les souffrances des contractions du mieux possible pour ne pas vivre ces éléments naturels comme une malédiction.

J'étais avec moi et non contre moi.

La naissance est un acte violent mais c'est un cadeau de la vie.

Tout ceci reste ma croyance et elle n'a pas pour but d'être imposée à d'autres.

Elle me permet simplement d'y lire une explication face à ces deux accouchements diamétralement opposés.

Elle me permet surtout d'y lire un joli message plein d'espoir et d'optimisme.

L'optimisme est le sentiment essentiel à mon entité pour vivre heureuse.

Toujours y croire…

NOTE DE L'AUTEURE

Je tiens à apporter quelques précisions concernant cet ouvrage.

Les noms des professionnels que j'ai rencontrés tout au long de mon parcours ont été inventés afin de protéger leurs identités.

Je tiens également à m'excuser par avance si des erreurs existent dans mon récit, notamment du point de vue médical.
J'ai pris grand soin d'être la plus juste possible dans mes écrits. Toutefois, j'ai peut-être commis des impairs, sans mauvaise intention de ma part.

Par ailleurs, cela fut intentionnel de ne pas aborder en profondeur, voire de ne pas aborder du tout la vie et les sentiments de certaines personnes de mon entourage.
Je ne me suis pas permise d'évoquer nos échanges et nos partages dans un but de préservation de leur intimité.
Il ne mettait pas concevable de parler à leur place et de les narrer sans leur accord.
Mais les personnes qui ont un rôle actif et positif dans ma vie se reconnaîtront.

Pour ce qui est de mes parents, je me suis permise une petite incartade.
Afin de leur offrir cet hommage, je me devais de les conter.

REMERCIEMENTS

Tendres pensées pour Laëtitia, Tifenn, Leslie, Anne-Cécile, Nathalie et Julie.

Une mention très spéciale pour Madeleine, une femme remarquable pleine de douceur et de malice.

Merci à Nastasia pour ses cours anatomiques et ses éclairages de sage-femme.

Merci à Julie pour ses larmes et ses encouragements dans la concrétisation de ce projet d'écriture.

Merci à Jérémy pour sa disponibilité.
Ces coups de crayons sont un don magique.

Merci à Armelle pour son aura et son altruisme.

Merci à Dominique pour son soutien hebdomadaire.

Merci à Nadège pour son authenticité.
Une amie qui vous fait du bien.

Merci à Angélique pour sa singularité.

Merci à Sandie et Pauline pour les simples et jolies amitiés que nous construisons.

Merci à ma famille, nos grands-parents, mes beaux-parents, mon frère, mes belles-sœurs, mes beaux-frères, mes nièces, mes neveux, mes cousins, mes tantes, mes oncles et mes amis qui partagent des moments de leur vie avec moi.

Merci à mes cousines,

Notre groupe de nanas est un somptueux mélange de caractères harmonieux où notre simple devise est le partage en toute bienveillance.

Merci à elles pour tous ces délicieux fous rires…

Merci à Cécile, pour sa bienveillance et son rôle fondamental d'éditrice.

Ma seconde lectrice.

Merci à Isabelle, mon assistante maternelle qui a traversé tous mes déboires et qui nous a été d'une aide inestimable.

Une femme extraordinaire comme on en rencontre peu dans sa vie.

Merci à ma kinésithérapeute Madame Ali pour son écoute, son travail et ses conseils.

Merci à mon Chirurgien Monsieur Signum qui m'a redonné une forme humaine.

Il n'a pas seulement reconstruit mon anatomie.

Sans le savoir, il a également suturé les fissures de mon esprit défaillant.

Merci à Brigitte, une femme admirable, si inspirante à mes yeux.

Merci à Pauline pour son amitié sincère, assidue et fidèle.

Une amie précieuse.

Merci à Bérengère, pour sa présence immuable et pour ce lien indéfectible qui nous unit à tout jamais.

Elle est indispensable à ma vie.

Ma sœur de cœur.

Merci à mon papa, qui est un modèle de force pour moi.
J'ai une admiration profonde quant à l'homme qu'il est devenu après vécu une enfance poignante.

Merci à ma maman pour son écoute inépuisable, son soutien inébranlable et vital.
Un trésor inestimable à mes côtés.

Merci à Julien, mon premier lecteur, à qui je dois la naissance de ce livre.
Il m'est impossible de faire un résumé concis sur cet homme hors du commun…
Son entité toute entière coule dans mes veines.
Il complète tous mes manquements.
Mon amour pour lui est incommensurable.

Et surtout,
Merci à Line et Louis,
Mes essentiels.

Tout simplement Merci pour ce que vous êtes.

Pour contacter l'auteure :
pottiermarion@hotmail.com